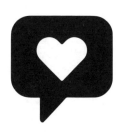

LA SALUD
Y LAS REDES
SOCIALES

Julio Mayol

Prólogo de Santiago de Torres

LA SALUD Y LAS REDES SOCIALES
CONECTAR PARA INVESTIGAR, PREVENIR, COMPARTIR, CUIDAR Y CURAR

MADRID | CIUDAD DE MÉXICO | BUENOS AIRES | BOGOTÁ
LONDRES | SHANGHÁI

Colección Health Tech de LID Editorial
Editorial Almuzara S.L
Parque Logístico de Córdoba, Ctra. Palma del Río, Km 4, Oficina 3
14005 Córdoba.
www.LIDeditorial.com
www.almuzaralibros.com

A member of:

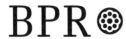

businesspublishersroundtable.com

© Julio Mayol, 2023
© Santiago de Torres, 2023, del prólogo
© Editorial Almuzara S.L. 2023 para LID Editorial, de esta edición.

EAN-ISBN13: 978-84-17880-66-8
Directora editorial: Laura Madrigal
Corrección: Cristina Matallana y Paloma Albarracín
Maquetación: produccioneditorial.com
Imágenes de interior: Julio Mayol con Dall-e
Diseño de portada: Juan Ramón Batista
Impresión: Cofás, S.A.
Depósito legal: CO-1805-2023

Impreso en España / Printed in Spain

Primera edición: octubre de 2023

Te escuchamos. Escríbenos con tus sugerencias, dudas, errores que veas o lo que tú quieras. Te contestaremos, seguro: *info@lidbusinessmedia.com*

Índice

Prólogo de Santiago de Torres... 11

Introducción 13

1. **Las redes sociales digitales y los medios de comunicación social *(social media)*** 17
   1. Definición y antecedentes históricos de las redes sociales digitales... 18
   2. Modelos de negocio de las plataformas de las redes sociales digitales 30
   3. Intercambio de información en las redes sociales: emisor, receptor, mensaje, canal y contexto............ 32
   4. Bases sociológicas y antropológicas del funcionamiento y del uso de las redes sociales 35
   5. La confianza en las redes sociales............................... 41
   6. El capital social en las redes sociales digitales....... 43
   7. Contagio social, viralidad y supercontagiadores *(superspreaders)* 45
   8. Infomediación y creadores de contenido conectados en las redes sociales en el ámbito de la salud 48
   9. El papel del engaño y la mentira en las redes sociales... 49
   10. Ventajas y desventajas del uso de las redes sociales en salud.. 50

11. Los medios de comunicación de masas y las redes sociales digitales en salud 57

2. Medición del impacto en las redes sociales 59

    1. Métricas de *social media* 60

    2. Métricas de grafo social....................................... 63

    3. Métricas alternativas: *altmetrics*........................ 66

    4. Cuadros de mando de redes sociales para profesionales sanitarios... 70

3. Aplicación de las redes sociales en la asistencia sanitaria.. 73

    1. Comunicación médico-paciente........................... 73

    2. El personal de enfermería y las redes sociales 77

    3. Telesalud y redes sociales 79

4. Redes sociales y salud pública............................ 81

    1. Vigilancia epidemiológica en las redes sociales..... 81

    2. Campañas de prevención y promoción de la salud en las redes sociales...................................... 85

    3. Influencia de las redes sociales en la salud pública 87

    4. Las redes sociales en la pandemia provocada por el SARS-CoV-2 90

5. Los pacientes en las redes sociales........................ 95

    1. Comunidades virtuales de pacientes........................ 95

    2. Empoderamiento del paciente a través de las redes sociales.. 100

    3. Limitaciones y riesgos de la información para el paciente en las redes sociales 102

6. Uso de las redes sociales en la educación de los profesionales y en su carrera profesional.............. 107

    1. Teorías educativas y redes sociales 108

    2. Contenido, formato y herramientas para la formación en las redes sociales.................................. 114

    3. Plataformas para la formación.......................... 121

    4. Desarrollo de la carrera profesional................... 122

7. **Investigación y gestión del conocimiento en las redes sociales**.. 129
   1. Investigación colaborativa y redes sociales............. 129
   2. Reclutamiento de pacientes para ensayos clínicos 132
   3. Difusión de la investigación: nuevas plataformas.. 135
   4. Alcance de la difusión 136
   5. Difusión de la investigación por parte de revistas en las redes sociales 138
   6. Gestión del conocimiento en salud....................... 141

8. **El sistema nacional de salud en las redes sociales**.... 143
   1. Ministerio de Sanidad 143
   2. Sistemas sanitarios autonómicos 144
   3. Proveedores de servicios: hospitales públicos y privados y compañías de salud digital.................. 145

9. **Agencias, organizaciones gubernamentales y universidades públicas y privadas**............................ 149
   1. Instituto de Salud Carlos III 149
   2. CNIO y CNIC.. 150
   3. CSIC... 151
   4. Fundaciones de investigación sanitaria públicas y privadas.. 151
   5. Universidades y facultades de Ciencias de la Salud.. 153

10. **La industria farmacéutica y de tecnología sanitaria en las redes sociales** 155

11. **Innovación en las redes sociales en salud**................... 161
   1. Nuevos servicios y funcionalidades 161
   2. Fuentes de datos sanitarios e inteligencia artificial... 163

12. **Seguridad y ética en el uso responsable de las redes sociales**... 167
   1. Confidencialidad y privacidad en las redes sociales 167

2. Comportamiento y ética profesional en la comunicación en las redes sociales: relaciones entre profesionales y con pacientes 170

3. Responsabilidad legal en el uso de las redes sociales 171

4. Gestión de crisis 172

Guía de participación en las redes sociales para profesionales sanitarios 175

Referencias 183

Prólogo

La salud y las redes sociales es el tercer volumen de la Colección Health Tech de LID Editorial. El autor de esta obra, el Dr. Julio Mayol, es un prestigioso cirujano, catedrático de la Universidad Complutense y gestor sanitario; buena prueba de todo ello es que durante años ha ostentado la dirección médica del Hospital Clínico de San Carlos de Madrid.

Lo que le hace verdaderamente meritorio para escribir estas páginas que el lector tiene entre sus manos es que desde el inicio del uso de las redes sociales (RR. SS.) ha sido un partícipe activo de ellas, tiene más de 56 000 seguidores en X (antes Twitter) y se ha convertido en un referente de rigor, seriedad, exigencia y excelencia de su empleo en el ámbito de la salud.

El índice de esta obra contiene una información y un análisis pormenorizado y detallado de todos los aspectos en los que estas plataformas sociales digitales influyen en la salud, tanto los que son claramente beneficiosos como aquellos que conllevan riesgos importantes.

El autor destaca entre otras cuestiones que las RR. SS. pueden mejorar la comunicación entre pacientes y profesionales sanitarios, que resultan muy útiles para la formación y la investigación y que contribuyen a mejorar la calidad de la atención sanitaria y a avanzar en el conocimiento científico.

Junto a sus innumerables ventajas, el Dr. Mayol llama la atención sobre las importantes cuestiones éticas que plantean, la necesaria garantía de la privacidad de los pacientes, la confidencialidad médica, la exigible fiabilidad de los datos y la imprescindible evidencia científica de las informaciones que circulan por ellas.

El autor anima a los profesionales sanitarios a que participen activamente proporcionando información precisa y veraz y, sobre todo, desmintiendo bulos.

De la lectura de este libro se concluye que las RR. SS., bien utilizadas, son una herramienta enormemente positiva para mejorar la educación sanitaria, la formación de los profesionales, la investigación y la colaboración entre la ciudadanía y el sector de la salud.

Estamos ante una obra imprescindible, de gran valor actual, que define un marco de referencia útil y riguroso en uno de los ámbitos en el que las RR. SS. pueden y deben aportar más valor.

Dr. Santiago de Torres
Director de la colección Health Tech y
presidente de Atrys Health

Introducción

La aparición y popularización de las redes sociales (RR. SS.) digitales ha revolucionado la forma en la que nos comunicamos e interactuamos. Estas plataformas han cambiado el acceso a la información, la manera en la que la compartimos y, consecuentemente, nuestras relaciones individuales y colectivas. En este contexto, el sector sanitario ha encontrado un aliado para mejorar la atención sanitaria y promover un marco idóneo para la salud 5P: predictiva, preventiva, participativa, personalizada y poblacional.

Las RR. SS. funcionan de acuerdo con la teoría de los seis grados de separación, según la cual cualquier persona en el mundo está conectada con otra a través de una cadena de individuos que no supera los seis intermediarios. Esto significa que, en teoría, podrías conectarte con cualquier persona en el mundo a través de una cadena de amigos y conocidos. En otras palabras, el éxito de las RR. SS. digitales ha tenido como resultado una comunidad mundial interconectada donde la información se propaga rápidamente y las personas pueden conectarse con otras sin las previas restricciones de distancia, tiempo, recursos, posición social e incluso idioma.

La rápida difusión de información en las redes tiene importantes implicaciones en el sector sanitario. Por un lado, sirve como herramienta para informar sobre salud y promover hábitos saludables. Por ejemplo, las campañas de concienciación sobre vacunación o prevención del VIH han encontrado un canal efectivo en las RR. SS. Sin embargo, la diseminación explosiva de información también puede generar problemas si es errónea o falsa. Por ello, es importante que los profesionales sanitarios estén presentes en las redes con el objetivo de proporcionar información fiable y contrastada.

Además de su potencial para la difusión de información, las RR. SS. también cuentan con numerosas aplicaciones y un gran potencial en el ámbito sanitario. Por ejemplo, estas plataformas tienen el potencial de mejorar la comunicación entre pacientes y profesionales sanitarios, facilitando la atención a distancia y el seguimiento de los tratamientos. Asimismo sirven para la formación y la investigación al permitir el intercambio de conocimientos y la colaboración entre profesionales de todo el mundo, como se puso de manifiesto durante la pandemia por SARS-CoV-2 con iniciativas como #CovidSurg. En este sentido, las RR. SS. digitales pueden contribuir a mejorar la calidad de la atención sanitaria y a avanzar en el conocimiento científico.

A pesar de todas las ventajas mencionadas, la comunicación en las redes plantea importantes cuestiones éticas y algunas limitaciones. Es necesario garantizar la privacidad de los pacientes y la confidencialidad médica. También resulta crucial asegurar que la información proporcionada sea fiable y esté respaldada por evidencia científica. Los profesionales sanitarios deben actuar con responsabilidad y ética para evitar la propagación de información errónea o peligrosa y a la vez hacer oír su voz por encima del intenso ruido generado por millones de conversaciones simultáneas.

Es importante tener en cuenta que las RR. SS., además de ser un medio para que los pacientes compartan sus experiencias y se apoyen mutuamente, pueden convertirse en un lugar donde proliferen y se difundan teorías conspirativas o información no verificada sobre salud aprovechando el anonimato. Por ello, es fundamental que los profesionales sanitarios participen activamente para proporcionar información precisa y desmentir bulos.

Este libro tiene como objetivo principal analizar el uso de las RR. SS. en el sector de la salud. Para ello se abordan temas variados, que van de la promoción de la salud al desarrollo profesional o a la promoción de la práctica, pasando por la educación médica, la telemedicina, la investigación científica o la influencia en el comportamiento sanitario y cuestiones de salud pública. Por supuesto, se valoran los beneficios y riesgos de la difusión de información sanitaria y se proponen acciones para ayudar a los profesionales a utilizar las plataformas para mejorar su impacto social.

1
Las redes sociales digitales y los medios de comunicación social (*social media*)

Las RR. SS. digitales desempeñan un papel relevante en la vida diaria de miles de millones de personas en todo el mundo. Las plataformas digitales sobre las que se asientan permiten la conexión y la comunicación entre individuos, la creación de comunidades de intereses comunes y la difusión de información a nivel global. En el ámbito de la salud, se han usado como una herramienta para compartir información que pueda resultar útil a profesionales y ciudadanos, fomentar la prevención de enfermedades, mejorar la calidad de vida de los pacientes y facilitar la atención sanitaria.

En este capítulo se revisa la definición de *RR. SS. digitales* y sus antecedentes históricos, analizando su evolución a lo largo del tiempo y su influencia en la sociedad actual. También se estudian las bases sociológicas que explican su uso masivo, así como las ventajas y desventajas de su aplicación en el ámbito de la salud, incluyendo los desafíos que surgen al emplear estas plataformas y cómo pueden superarse.

1. Definición y antecedentes históricos de las redes sociales digitales

Las RR. SS. digitales son plataformas de Internet en las que los usuarios se conectan y comunican entre sí a través de diversas herramientas y funcionalidades, como la publicación de contenido, la mensajería instantánea, los comentarios y la participación en grupos o comunidades virtuales. Estas aplicaciones han transformado la manera en la que las personas interactúan y se comunican en línea hasta llegar a crear comunidades virtuales de usuarios con intereses coincidentes, a difundir información a gran escala y a participar en la creación y el consumo de contenido digital.

Dos términos que a veces se utilizan de manera equivalente son *red social* y *social media* (medio de comunicación social). El término *red social* se refiere, específicamente, a una plataforma que opera en Internet y que permite la conexión entre individuos para compartir información en un entorno multiusuario (lo que incluye plataformas de mensajería). Por otro lado, *social media* es mucho más amplio y hace referencia a cualquier plataforma en línea que permita la creación y el intercambio de contenido generado por el usuario sin que este tenga el control sobre los miembros de la red que pueden visualizarlo y compartirlo. En otras palabras, todas las RR. SS. son una forma de *social media,* pero no todas las aplicaciones de *social media* son necesariamente RR. SS. Por ejemplo, una aplicación de fotografía como Instagram se considera una aplicación de *social media* porque permite crear y compartir contenido, pero no una red social porque su enfoque principal no es a la formación de grupos en los que una cuenta tenga el control sobre el acceso (aunque puede limitar las cuentas que la siguen). Por su parte, una plataforma como Facebook es tanto una red social como una aplicación de *social media,* ya que permite la conexión social en grupos cerrados y compartir contenido de manera abierta.

Los antecedentes históricos de las RR. SS. digitales se remontan a finales de la década de 1960 y primeros años de la década de

1970, cuando se desarrollaron los primeros sistemas informáticos que permitían la comunicación digital en línea. Uno de los primeros sistemas fue ARPANET, una red de ordenadores desarrollada por el Departamento de Defensa de Estados Unidos en 1969 para la comunicación entre investigadores localizados en distintas áreas geográficas. Con su expansión, se fueron desarrollando nuevos protocolos y tecnologías para conectar diferentes redes y sistemas informáticos, lo que hizo posible que se creara una red global de ordenadores interconectados. En 1983 ARPANET adoptó el protocolo de comunicación TCP/IP, que es la base de la comunicación en Internet.

Durante la década de 1980 surgieron los primeros sistemas de correo electrónico, que permitían la comunicación entre personas en distintas partes del mundo. Sin embargo, estos sistemas estaban limitados a la comunicación uno a uno y no posibilitaban la interacción social en línea. No fue hasta la década de 1990 cuando surgieron las primeras comunidades virtuales, como The WELL y Theglobe.com, que facilitaban a las personas conectadas interactuar en línea y compartir información. También se desarrollaron los primeros servicios de mensajería instantánea, como ICQ y AOL Instant Messenger, para la comunicación en tiempo real.

El gran avance se produjo con la evolución de Internet hacia la Web 2.0., ya que la tecnología hizo posible la creación y el desarrollo de aplicaciones web interactivas y colaborativas. Este término, Web 2.0, lo acuñó el consultor de arquitectura de la información Darcy DiNucci, aunque su popularización se debió a un experto en marketing, Tim O'Reilly. Más allá de indicar una evolución de Internet tras la explosión de la burbuja de las puntocom, el término se hizo sinónimo de un cambio radical en la forma en la que los internautas interactuaban con la tecnología y entre ellos mismos en la red de redes. En lugar de ser meros espectadores o consumidores de contenido en línea, los usuarios de la Web 2.0 se convirtieron en participantes activos en la creación y el intercambio de contenidos en línea en tiempo real.

Además, la evolución de la tecnología móvil fue un factor adicional clave en la aparición y el éxito de las redes, ya que los usuarios podían acceder a estas plataformas desde cualquier lugar y en cualquier momento con sus dispositivos móviles. La aparición del primer teléfono inteligente de Apple en 2007 fue un momento de cambio trascendental para el éxito.

Aunque hay algunos vestigios a finales del siglo XX, los cimientos de lo que ahora conocemos como *red social* aparecieron en marzo de 2003 con el lanzamiento de Friendster, una aplicación creada por Jonathan Abrahams y Ross MacKinnon en la que los usuarios abrían perfiles y se conectaban con amigos y conocidos. A ella le siguieron MySpace en 2003 y Facebook en 2004, que fueron ganando popularidad y empezaron a cambiar la forma en la que los suscriptores se ponían en contacto e interactuaban. Desde entonces han surgido muchas otras aplicaciones, como X, YouTube, Instagram, LinkedIn o TikTok, cada una con su propia característica diferencial pero que comparten las mismas bases sociológicas que las hacen populares.

Es difícil disponer de una estimación precisa del número de plataformas de RR. SS. digitales que existen en la actualidad y están funcionantes, ya que están en constante cambio y evolución. Sin embargo, no es disparatado afirmar que ahora mismo hay miles de aplicaciones de RR. SS. disponibles en los diversos espacios de distribución, como Google Play, App Store y Microsoft Store.

Desde la perspectiva de su arquitectura de *software,* una plataforma consta de tres componentes principales:

- **Perfil de usuario.** Cada usuario puede tener su propio perfil, que incluye información personal, como nombre y foto, junto con la descripción de intereses, habilidades y otros detalles relevantes.

- **Red de conexiones.** Los vínculos muestran cómo están vinculados los usuarios entre sí y les permite conectarse con otros para crear relaciones. Esto puede representarse visualmente como un grafo social.

- **Flujo de contenido.** La plataforma hace viable que los usuarios compartan y consuman productos variados, como mensajes, fotos, vídeos y otro tipo de publicaciones. El contenido se muestra en el muro de noticias *(feed)* de cada cuenta, que es personalizado y se basa en las conexiones de cada individuo y en su actividad en la plataforma.

Además de estos componentes, las aplicaciones también pueden tener características específicas y diferenciales, como la capacidad de unirse a grupos o comunidades, la mensajería directa, la búsqueda y el descubrimiento de contenido y herramientas de analítica para los usuarios y administradores de la plataforma.

En lo referente a su arquitectura, las plataformas de RR. SS. se han mantenido consistentemente estables a lo largo de los años, aunque han evolucionado con el tiempo a medida que las aplicaciones han incorporado nuevas características y funcionalidades. A continuación se describen las propiedades de algunas de las aplicaciones anteriormente mencionadas:

Facebook (Meta)

Con más de 2700 millones de usuarios activos mensuales, es la red social más grande del mundo. Esta plataforma permite a los usuarios crear perfiles personales, conectarse con amigos y familiares, unirse a grupos y páginas de interés y compartir contenido multimedia. Además, Facebook ofrece herramientas de publicidad para empresas y organizaciones que deseen llegar a su público objetivo. La fundó Mark Zuckerberg en febrero de 2004 cuando aún estaba en la Universidad de Harvard. Originalmente se llamaba TheFacebook y se creó como una red social para estudiantes universitarios.

En sus inicios, Facebook solo estaba disponible para estudiantes universitarios en Estados Unidos, pero rápidamente se expandió a otras universidades y luego a la población en general. En septiembre de 2006 abrió su plataforma a cualquier persona con una dirección de correo electrónico válida. Desde entonces, ha evolucionado para convertirse en una de las empresas más grandes y exitosas del mundo. En 2012 la red social Facebook se hizo pública en la bolsa de valores y recaudó más de 16 000 millones de dólares en su oferta pública inicial.

La plataforma ha evolucionado a lo largo de los años para incluir características específicas, como páginas de negocios, publicidad y mensajería instantánea. En 2009 Facebook lanzó «me gusta» *(like)*, un botón que permite a los usuarios expresar su aprobación respecto a una publicación. En 2015 se agregó la opción de reaccionar con emojis (símbolos gráficos utilizados para expresar una idea, una emoción o un concepto en la comunicación digital) a las publicaciones. También ha adquirido otras compañías importantes en el ámbito de la tecnología; así, en 2012 adquirió Instagram, una aplicación de intercambio de fotos muy popular, y en 2014, WhatsApp, una aplicación de mensajería.

Además de su papel como red social, Facebook ha sido un tema constante de controversia. En 2018 la compañía estuvo en el centro de un escándalo de privacidad después de que se revelara que la consultora política Cambridge Analytica había recopilado datos de millones de usuarios de la red sin su consentimiento para influir en las elecciones presidenciales de Estados Unidos en 2016. Desde entonces, Facebook ha tomado medidas para mejorar la privacidad de sus usuarios y la transparencia en su plataforma. En 2019 anunció que implementaría cambios en su plataforma para aumentar la privacidad de los usuarios, incluyendo la incorporación de la función de «modo privado» en Messenger.

YouTube (Google)

Con más de dos mil millones de usuarios activos mensuales, es la plataforma de compartición de vídeos más grande del mundo. Los usuarios pueden cargar, ver y compartir vídeos en una variedad de categorías, incluyendo entretenimiento, educación, música, noticias y deportes. Además, permite a los creadores de contenido monetizar sus vídeos a través de anuncios y suscripciones de pago. También ofrece herramientas de análisis y optimización de contenido para ayudar a los creadores a elevar su audiencia y alcanzar sus objetivos de crecimiento. Los usuarios pueden interactuar con otros a través de comentarios y seguir canales de su interés para estar al día en las últimas actualizaciones y contenido.

La historia de YouTube comenzó en 2005 cuando tres exempleados de PayPal, Chad Hurley, Steve Chen y Jawed Karim, crearon el sitio web en febrero de ese año. La idea original era crear un sitio de citas en línea llamado Tune In Hook Up, pero, después de que fracasara, los fundadores decidieron centrarse en el alojamiento de vídeos. El primer vídeo, titulado *Me at the zoo,* lo subió a YouTube Jawed Karim el 23 de abril de 2005. En noviembre de 2006, Google adquirió YouTube por 1650 millones de dólares. Desde entonces, ha evolucionado de una plataforma de intercambio de vídeos caseros a otra utilizada por empresas, creadores de contenido y artistas de todo el mundo. Hoy se suben más de 500 h de contenido a YouTube cada minuto y se ven mil millones de horas de vídeos al día.

En los primeros años, la plataforma estaba dominada por formas de entretenimiento aficionado. Con el tiempo, los creadores de contenido comenzaron a utilizar la plataforma como una herramienta para hacer crecer su audiencia y generar ingresos. YouTube introdujo el Programa de socios en 2007, lo que dio a los creadores de contenido la oportunidad de monetizar sus vídeos a través de anuncios publicitarios.

En 2010 YouTube lanzó una función llamada YouTube Live por medio de la que los usuarios transmiten en vivo desde sus canales. Esto abrió la puerta a nuevas formas de contenido, como eventos en vivo, tutoriales en vivo y mucho más. En los últimos años, YouTube se ha enfrentado a críticas por la propagación de noticias falsas, el acoso en línea y el contenido inapropiado. La plataforma ha tomado medidas para abordar estos problemas, como la eliminación de canales y vídeos que infringen sus políticas y la introducción de nuevas políticas de seguridad y privacidad.

Instagram (Meta)

Con más de mil millones de usuarios activos mensuales, es una plataforma de comunicación social centrada en la compartición de imagen. La aplicación permite a los usuarios publicar fotos y vídeos, agregar leyendas y *hashtags* (etiquetas) y conectarse con amigos y seguidores. Además, Instagram ofrece herramientas de publicidad y promoción para empresas y marcas.

Se lanzó en octubre de 2010 y desde entonces se ha convertido en una de las redes más populares del mundo. Instagram ha definido un nuevo modelo por el que las personas comparten su vida diaria, ha permitido que las empresas se conecten con sus clientes y ha transformado la comercialización de los productos y servicios.

El cofundador de Instagram, Kevin Systrom, comenzó la aplicación como un proyecto de fin de semana mientras estudiaba en la Universidad de Stanford. La idea de Instagram surgió cuando Systrom combinó dos de sus pasatiempos: la fotografía y la programación de ordenadores. Systrom y su cofundador, Mike Krieger, lanzaron Instagram en octubre de 2010. Al principio la aplicación era solo para iPhone, pero más tarde se expandió a dispositivos Android y ofrecía a los usuarios la opción de tomar fotos, aplicar filtros y compartir las imágenes en línea con amigos y seguidores. Instagram fue uno de los primeros servicios en ofrecer filtros que mejoraban la calidad de sus fotos sin necesidad de ser un experto en edición de imágenes. La facilidad de uso y la capacidad de compartir fotos de alta calidad rápidamente la convirtieron en una de las aplicaciones más populares de la App Store.

En abril de 2012, Facebook adquirió Instagram por mil millones de dólares. Esta operación permitió que Instagram se beneficiara de la infraestructura y los recursos de Facebook, mientras que Facebook obtuvo acceso a una de las aplicaciones móviles más populares del momento. Desde su adquisición, ha evolucionado y se ha convertido en una plataforma de marketing digital. En 2013 Instagram introdujo la función de vídeo para compartir grabaciones cortas en la plataforma. En 2016 Instagram presentó Historias, una función que permite a los usuarios compartir imágenes y vídeos que desaparecen después de 24 h. Las Historias de Instagram se han convertido en una forma popular para que las empresas se conecten con sus clientes y promocionen sus productos y servicios.

En 2018 Instagram presentó IGTV, una plataforma de vídeo de larga duración que da la opción de compartir vídeos de hasta 1 h de duración. IGTV se diseñó para competir con plataformas de vídeo como YouTube.

En la actualidad, la aplicación es una plataforma de marketing digital líder. Las empresas la utilizan para conectarse con sus clientes, promocionar sus productos y servicios y aumentar su alcance. Y los *influencers* de Instagram, personas con grandes números de seguidores en la plataforma, son un vehículo popularmente empleado por las empresas para la promoción de sus productos y servicios.

X (antes Twitter)

Con más de 330 millones de usuarios activos mensuales, es una red social centrada en la compartición de noticias y opiniones. En realidad, es una aplicación de *social media*. Los usuarios pueden publicar mensajes cortos llamados publicaciones (antes *tuits* [*tweets,* en inglés]) de hasta 280 caracteres, conectarse con otros usuarios a través de *hashtags* y menciones y seguir a personas y organizaciones de interés.

Es la plataforma que ha transformado la comunicación y la creación y difusión de noticias de manera global. Pero su historia comienza en 2006, cuando Jack Dorsey, Biz Stone y Evan Williams fundaron la empresa en San Francisco. El objetivo de la plataforma era crear un servicio que permitiera a las personas comunicarse entre sí a través de mensajes de texto cortos que se limitaran a 140 caracteres. Los fundadores creían que la limitación de caracteres obligaría a los usuarios a ser más creativos en la forma de compartir información.

La aplicación original con el nombre de Twitter se lanzó al público en julio de 2006 y rápidamente resultó un éxito. La idea de compartir pensamientos y opiniones en pequeñas dosis se convirtió en una tendencia popular en línea, y Twitter llegó a ser el centro de atención en la comunidad tecnológica. En las fases iniciales, la mayoría de los usuarios eran personas influyentes en el mundo de la tecnología, pero Twitter pronto se expandió para incluir a una audiencia más amplia. De hecho, en 2007 era ya una herramienta importante para la cobertura de noticias. Durante las elecciones presidenciales de Estados Unidos en 2008, los candidatos comenzaron a utilizar Twitter para compartir sus puntos de vista y conectarse con los votantes. Desde entonces, es una fuente importante de noticias y actualizaciones en tiempo real sobre eventos de todo el mundo.

A lo largo de los años, la aplicación ha incorporado características y cambios para mejorar la experiencia del usuario: en 2009 introdujo la función *retweet*, que permite a una cuenta compartir fácilmente las publicaciones de otros usuarios con sus seguidores, y en 2011, Twitter Ads, un sistema de publicidad que permite a las empresas promocionarse a sí mismas y sus productos en la plataforma. En 2013 la entonces aplicación Twitter salió a la Bolsa de Nueva York.

En 2017 la compañía anunció que ampliaba el límite de caracteres de sus mensajes de 140 a 280, lo que posibilita a los usuarios incluir más información y detalles en sus publicaciones. La empresa también ha trabajado en la eliminación de cuentas falsas y del acoso en la plataforma y ha introducido herramientas para ayudar a los usuarios a reportar y bloquear a otros usuarios abusivos, así como X (Twitter) Spaces, un canal de transmisión de audio que funciona como una estación de radio distribuida.

Hoy X, propiedad de Elon Musk, que la adquirió por unos 45 000 millones de dólares, no sin mucha controversia, resulta extremadamente influyente y popular. El cambio de denominación se produjo en julio de 2023. Los usuarios utilizan la plataforma para compartir noticias, opiniones, pensamientos, imágenes y vídeos. Tanto líderes mundiales como celebridades, periodistas, empresarios, profesionales y cualquier otro tipo de usuario emplean la aplicación para conectarse con su audiencia y compartir información.

LinkedIn (Microsoft)

Con más de 740 millones de usuarios registrados, es una plataforma de RR. SS. centrada en el mundo profesional y laboral. Los usuarios pueden crear perfiles profesionales, conectarse con otros profesionales y empresas, buscar empleo y publicar contenido relacionado con su carrera.

La idea de LinkedIn se originó en 2002 cuando Reid Hoffman, un emprendedor y empresario tecnológico, decidió crear una red social para profesionales que hiciera posible que los usuarios se conectaran entre sí y establecieran conexiones comerciales. Hoffman, junto con algunos amigos y colegas, creó LinkedIn y lanzó la plataforma en mayo de 2003. En su primer año, LinkedIn contó con la participación de algunos de los profesionales más influyentes del mundo.

Inicialmente, LinkedIn se centró en la creación de redes entre profesionales y en la búsqueda de empleo. Los usuarios podían crear perfiles detallados que incluían información sobre su historial laboral, educación y habilidades. LinkedIn también ofrecía herramientas para buscar empleo y establecer conexiones con otros profesionales en el mismo sector.

Con el tiempo, comenzó a agregar nuevas características y herramientas para hacer que la plataforma fuera más atractiva para los usuarios; así, en 2005 agregó la capacidad de compartir contenido, lo que permitió a los usuarios publicar artículos y discutir temas relacionados con su campo de trabajo, y en 2007 lanzó su función de grupos, lo que permitió a los usuarios unirse y participar en discusiones con otros profesionales en su sector.

En 2010 LinkedIn lanzó una nueva característica, LinkedIn Today, centrada en las noticias y los temas de interés para los profesionales y que permite a los usuarios personalizar su muro de noticias y mantenerse actualizados sobre los temas relevantes en su campo de trabajo.

En 2012 la plataforma se convirtió en una empresa cotizada y comenzó a expandirse a nivel mundial. También agregó nuevas características, como la opción de incorporar la descripción de habilidades a los perfiles, lo que llevó a que los usuarios hicieran visibles sus habilidades y conocimientos de una manera más accesible.

Actualmente, LinkedIn se ha expandido para incluir una variedad de características y herramientas que posibilitan a los usuarios encontrar empleo, establecer conexiones comerciales y mantenerse actualizados sobre las últimas noticias y tendencias en sus campos de trabajo.

TikTok (ByteDance)

Con más de mil millones de usuarios activos mensuales, es un medio de comunicación social para difundir vídeos cortos. La aplicación permite a los usuarios crear y compartir vídeos musicales, de comedia y otro tipo de contenido. TikTok también ofrece herramientas de edición de vídeo para que los usuarios puedan agregar efectos especiales y música. La aplicación se lanzó originalmente en China en septiembre de 2016 con el nombre de Douyin y fue lanzada internacionalmente como TikTok en septiembre de 2017.

El lanzamiento de TikTok se produjo después de que su empresa matriz, ByteDance, adquiriera una aplicación de vídeo similar llamada Musical.ly en 2017. Musical.ly se había lanzado en 2014 y permitía a los usuarios crear y compartir vídeos de sincronización de labios. ByteDance fusionó Musical.ly con Douyin y lanzó la plataforma combinada como TikTok en todo el mundo, excepto en China.

Desde su lanzamiento, TikTok ha experimentado un crecimiento exponencial. En 2019 se convirtió en la segunda aplicación de RR. SS. más descargada del mundo, solo detrás de WhatsApp. Para 2021, TikTok era ya la aplicación más descargada del mundo, con más de mil millones de descargas.

Se ha elogiado a TikTok por su capacidad para democratizar la creación de contenido. A diferencia de otras plataformas de RR. SS., ha permitido a los usuarios crear contenido de alta calidad sin necesidad de equipos de producción costosos. Además, el algoritmo de esta plataforma ha ayudado a que el contenido de usuarios desconocidos llegue a un público masivo, lo que ha permitido a muchos obtener fama en línea.

Sin embargo, TikTok también ha sido objeto de críticas. En 2020 se prohibió en la India después de que las autoridades alegaran que estaba exponiendo a los usuarios a contenido inapropiado y representaba una amenaza para la seguridad nacional. En Estados Unidos la aplicación ha sido objeto de un escrutinio similar, con algunas preocupaciones sobre la privacidad de los datos de los usuarios. En marzo de 2023, su presidente, Shou Zi Chew, testificó ante la Cámara de Representantes de los Estados Unidos de América, donde fue sometido a un intenso interrogatorio sobre el funcionamiento de la aplicación y los supuestos riesgos para la seguridad nacional que la supone.

En respuesta a estas críticas, TikTok ha tomado medidas para mejorar la seguridad y la privacidad de sus usuarios. La empresa ha aumentado su equipo de moderación de contenido y ha introducido medidas para proteger los datos de los usuarios. Además, ha trabajado con los gobiernos de todo el mundo para abordar sus preocupaciones.

Snapchat (Snap)

Es una aplicación de mensajería y compartición de fotos y vídeos efímeros con más de 280 millones de usuarios activos mensuales. Los usuarios pueden enviar fotos y vídeos que desaparecen después de ser vistos, crear historias para compartir con amigos y seguir a celebridades y otras cuentas de interés. Fundada en 2011 por Evan Spiegel, Bobby Murphy y Reggie Brown, Snapchat se ha convertido en una de las RR. SS. más populares del mundo, especialmente entre los jóvenes.

La idea original detrás de Snapchat surgió cuando Spiegel y Murphy eran estudiantes universitarios en Stanford y descubrieron que las fotos que se compartían en las RR. SS. eran demasiado «perfectas». Querían crear una aplicación que permitiera a las personas compartir fotos y vídeos más auténticos y menos cuidadosamente editados.

Snapchat lanzó su primera versión en septiembre de 2011. Al principio, la aplicación se llamaba Picaboo y solo estaba disponible para los usuarios de iOS. Sin embargo, después de varios meses de prueba y error, Spiegel y Murphy decidieron cambiar el nombre de la aplicación a Snapchat.

En 2012 se hizo popular entre los estudiantes universitarios y rápidamente se expandió a otros segmentos de edad. En

2013 Snapchat recibió una oferta de compra de Facebook por 3000 millones de dólares, pero fue rechazada. Desde entonces, la compañía ha recaudado más de 2500 millones de dólares en inversiones.

En los años siguientes, Snapchat lanzó varias características nuevas, incluida la capacidad de agregar filtros, pegatinas y texto a fotos y vídeos. También se agregó una función de chat y la capacidad de enviar mensajes que duraban más tiempo que los Snap (fotos y vídeos cortos).

En 2016 lanzó su función más popular hasta la fecha: las historias, que permiten a los usuarios publicar fotos y vídeos que duran 24 h y que puede ver cualquier persona que siga su cuenta. Esta característica fue rápidamente adoptada por otras aplicaciones de RR. SS., como Instagram y Facebook.

En 2017 Snapchat empezó a cotizar en la Bolsa de Nueva York. Sin embargo, desde entonces ha perdido terreno frente a otras aplicaciones de RR. SS., como Instagram y TikTok. En respuesta, Snapchat ha lanzado nuevas características, incluyendo la capacidad de agregar música a los *snaps* y una nueva función de Mapa que permite a los usuarios compartir su ubicación en tiempo real.

2. Modelos de negocio de las plataformas de las redes sociales digitales

El modelo de negocio de las principales redes varía según la plataforma, pero en general tiene como base la publicidad y la recopilación y el análisis de datos de los usuarios. A continuación se describen los modelos de negocio de algunas de las principales RR. SS. digitales:

- **Facebook.** Publicidad dirigida. La plataforma recopila y utiliza datos de los usuarios, como sus intereses y comportamientos, para mostrar anuncios relevantes. Asimismo genera ingresos a través de la venta de datos a terceros.

- **X. Publicidad dirigida y registro de usuarios.** La plataforma utiliza datos de los usuarios, como sus seguidores y publicaciones, para mostrar anuncios relevantes. Además, ofrece servicios publicitarios prémium para empresas. Desde la adquisición de la aplicación por Musk, los usuarios que desean aparecer como registrados *(blue tick)* y acceder a ventajas exclusivas deben pagar una cuota.

- **Instagram.** Tiene un modelo de negocio similar a Facebook (ambos pertenecen a Meta) basado en la publicidad dirigida. La plataforma utiliza datos de los usuarios, como sus intereses y comportamientos, para mostrar anuncios relevantes.

- **LinkedIn.** Publicidad dirigida y en la venta de servicios de suscripción para empresas y profesionales. La plataforma utiliza datos de los usuarios, como sus habilidades y empleos anteriores, para mostrar anuncios relevantes.

- **TikTok.** Publicidad. La plataforma muestra anuncios a los usuarios en función de sus intereses y comportamientos.

El volumen de negocio generado por algunas de estas RR. SS. en dólares de 2021 puede verse en la siguiente tabla 1.1.

Tabla 1.1 Plataformas y volumen de negocio

Red social	Volumen de negocio en 2021 (en miles de millones de dólares)
Facebook	86
YouTube	19.7
Instagram	20+ (estimación)
TikTok	34
LinkedIn	10

3. Intercambio de información en las redes sociales: emisor, receptor, mensaje, canal y contexto

Todo proceso de intercambio de información involucra los mismos elementos clave: emisor, receptor, mensaje, canal, código y ruido.

El emisor es la persona o entidad que transmite el mensaje a través de la plataforma. En las RR. SS. puede ser cualquier persona o entidad, desde individuos hasta organizaciones, que busca transmitir información a un público determinado. Específicamente, se pueden encontrar diferentes tipos de emisores de mensajes relacionados con la salud, que incluyen:

- **Profesionales sanitarios** (médicos, enfermeros, fisioterapeutas, nutricionistas, psicólogos, etc.). Comparten información basada en la evidencia científica, consejos de salud y noticias sobre avances médicos. Algunos también pueden compartir publicaciones de revistas científicas especializadas y conferencias científicas.

- **Organizaciones de salud** (hospitales, clínicas, asociaciones de pacientes y organizaciones sin **ánimo de** lucro, etc.). Comparten información sobre salud pública, campañas de concienciación, recursos para pacientes y eventos relacionados con la salud. Algunas asimismo pueden compartir publicaciones de revistas científicas especializadas.

- **Organizaciones y centros educativos** (facultades de medicina, enfermería y farmacia, instituciones de investigación y programas de formación de profesionales de la salud, etc.). Pueden compartir información sobre investigaciones recientes, programas educativos y oportunidades de capacitación para profesionales de la salud.

- **Revistas científicas especializadas** (*The Lancet, New England Journal of Medicine, JAMA Network,* etc.). Publican artículos científicos revisados por pares sobre investigaciones médicas y avances en la práctica clínica.

- *Influencers* **de la salud** (blogueros, videoblogueros, expertos en *fitness* y otros líderes de opinión en el mundo de la salud). Comparten sus experiencias personales y consejos de bienestar y recomiendan productos de salud. Es importante tener en cuenta que, a diferencia de los profesionales de la salud y las organizaciones, los *influencers* con frecuencia no siempre tienen una formación en ciencias de la salud y pueden compartir información no basada en la evidencia científica.

- **Marcas y empresas de productos de salud** (farmacéuticas, empresas de dispositivos médicos, fabricantes de suplementos y alimentos saludables, etc.). Comparten información científica, campañas de visibilización y promociones especiales.

El receptor es la persona o el grupo de personas que recibe el mensaje enviado por el emisor. En las RR. SS. puede ser cualquier persona que tenga acceso a la plataforma y a la publicación del emisor. Este público puede ser amplio o específico, dependiendo del objetivo del emisor. En general, en las RR. SS. la relación entre emisor y receptor del mensaje puede ser más horizontal y colaborativa, lo que puede permitir una mayor interacción y participación de los usuarios. Sin embargo, es importante recordar que la jerarquía y la autoridad pueden seguir siendo relevantes en algunos contextos, especialmente en áreas especializadas y técnicas como la salud.

El mensaje es la información que se transmite a través de la plataforma de RR. SS. Puede ser una imagen, un vídeo, un texto, un enlace a una página web, entre otros. Debe ser claro y comprensible para el receptor para asegurar una comunicación efectiva.

El canal es el medio por el que se envía el mensaje. En las RR. SS. puede ser cualquier plataforma que permita la publicación de mensajes, como Facebook, Instagram, X, LinkedIn o TikTok.

Cada plataforma tiene diferentes características y herramientas que el emisor puede utilizar para transmitir su mensaje.

El código se refiere a los signos que componen el mensaje. En las RR. SS. puede incluir lenguaje escrito, imágenes, vídeo, emojis, *hashtags*, etc. El código ha de ser comprensible para el receptor y estar adaptado al público al que se dirige el mensaje. Curiosamente, el medio digital ha popularizado nuevas formas de encapsular información y convertirla en mensaje. Este es el caso del emoji, un icono pequeño, a menudo colorido, que se usa para transmitir emociones y pensamientos en línea. Los emojis resultan muy populares en las plataformas de RR. SS. y de mensajería y los han adoptado personas de todo el mundo. Tienen su origen en Japón, a finales de la década de 1990, y se popularizaron con la expansión de las RR. SS. y la mensajería instantánea en todo el mundo. Se trata de una forma creativa y visual de comunicación que puede ayudar a transmitir mensajes de manera más efectiva y emotiva en línea.

Lo mismo ocurre con los *hashtags,* que son una secuencia de caracteres que se utiliza para categorizar y etiquetar contenidos relacionados. Un *hashtag* se identifica por el símbolo de numeral (#) seguido de una palabra o una cadena de palabras sin espacios. Por ejemplo, #viajes, #moda o #salud. El uso de los *hashtags* se originó en X, pero ahora es común en otras plataformas de RR. SS., como Instagram, Facebook y LinkedIn. Los *hashtags* permiten a los usuarios agrupar sus publicaciones con otras relacionadas que contengan el mismo *hashtag.* Cuando un usuario hace clic en un *hashtag,* se muestran todas las publicaciones etiquetadas con ese *hashtag,* lo que puede ayudar a descubrir contenido nuevo y relacionado con un tema en particular. También se utilizan como una herramienta de marketing para empresas y marcas, que, al incluir *hashtags* populares en sus publicaciones, pueden llegar a un público más amplio y atraer a usuarios interesados en temas específicos. Al mismo tiempo, las compañías asimismo pueden crear sus propios *hashtags* para promocionar sus productos o servicios y animar a los seguidores a compartir contenido relacionado con su marca empleando el *hashtag.*

Finalmente, el ruido se refiere a las interferencias que dificultan la comunicación. En las RR. SS. puede incluir la sobrecarga de información, la falta de atención del receptor o la mala conexión a Internet, entre otros factores que afectan a la recepción del mensaje. Este es un problema importante para los usuarios de plataformas interesados en temas de salud, ya que puede dificultar la comprensión, el acceso y la aplicación de la información. Por tanto, es importante que los usuarios sean críticos con la información que encuentran en las redes y busquen fuentes confiables y verificadas de información de salud.

4. Bases sociológicas y antropológicas del funcionamiento y del uso de las redes sociales

Uno de los factores más importantes que han favorecido e impulsan el uso de las redes es la necesidad humana de conexión social. La teoría de la socialización sostiene que los seres humanos estamos programados para interactuar y comunicarnos con otros individuos de nuestro entorno social. En este sentido, las RR. SS. digitales se han convertido en una herramienta esencial para satisfacer esta necesidad básica de vinculación grupal. Las personas podemos establecer relaciones con otros individuos en línea, incluso si están geográficamente distantes, lo que nos permite mantenernos en contacto y compartir experiencias que, comúnmente, nos producen satisfacción.

Otro factor sociológico que influye en el uso de las aplicaciones es la necesidad de pertenencia a grupos o comunidades. Las RR. SS. digitales permiten a los usuarios unirse a grupos que comparten intereses comunes, como aficiones, deportes, política o religión. Estos grupos proporcionan un sentido de pertenencia y una comunidad virtual donde los usuarios interactúan y comparten información. Las comunidades en línea pueden ser muy importantes para las personas que buscan apoyo emocional o información sobre un tema específico.

La teoría sociológica de la construcción social de la realidad también es relevante para entender el uso de las RR. SS. digitales. Esta teoría sostiene que los individuos construyen la realidad social a través de sus interacciones y comunicaciones. En este sentido, las RR. SS. digitales permiten a los usuarios crear y compartir su propia realidad social en línea. A través de la publicación de imágenes, vídeos y mensajes, pueden expresar su propia identidad y construir su propia imagen pública en línea. Esta construcción social de la realidad también se aplica a la percepción de la información que se comparte en las RR. SS., ya que los usuarios pueden elegir qué información consumir y cómo interpretarla.

Otro aspecto importante de las RR. SS. digitales consiste en su capacidad para movilizar a los usuarios en torno a una causa o a un tema específico. La teoría sociológica del movimiento social destaca cómo los grupos de personas pueden unirse para lograr un objetivo común. Las RR. SS. digitales han demostrado ser un medio poderoso para la movilización social, ya que posibilitan a los usuarios compartir información y convocar a otros para unirse a una causa en particular. Por ejemplo, estas plataformas se han utilizado para organizar manifestaciones y protestas en todo el mundo.

Finalmente, la teoría del control social resulta relevante para entender cómo se regulan las interacciones en línea. El control social se refiere a los mecanismos que utilizan los grupos para regular el comportamiento de sus miembros. En las RR. SS. digitales se ejerce mediante normas y reglas establecidas por las plataformas, así como por los propios usuarios, quienes pueden influir en el comportamiento de otros a través de la presión social y la influencia.

En cualquier caso, el cerebro de los grandes simios parece estar diseñado para funcionar eficientemente dentro de agrupaciones conectadas de individuos mediante el intercambio de información. Particularmente, el de nuestra especie, *sapiens,* consigue hacerlo para operar flexiblemente a gran escala, tal como describió Yuval Noah Harari, a través de la diseminación de mensajes complejos que se articulan alrededor de tres grandes elementos narrativos básicos: el miedo, la envidia (cotilleo) y la mentira (fantasía).

Pero, si nuestro cerebro ha evolucionado para funcionar conectado, ¿hay alguna relación entre la estructura de nuestro cerebro y el tamaño de las RR. SS. digitales en las que operamos? Parece que el tamaño de ciertas áreas de nuestro cerebro (por ejemplo, la amígdala) se relaciona bastante bien con el de las RR. SS. en las que nos movemos.

Es innegable que la creciente ubicuidad de los servicios de las RR. SS. en línea es una característica sorprendente de la sociedad humana moderna. El grado en el que las personas participan en estas redes varía considerablemente por razones que no están claras. En un trabajo publicado en *Proceedings of the Royal Society B,* Kanai *et al.* informaron de las bases biológicas para tal variabilidad al verificar que la variación cuantitativa en el número de amigos que un individuo declara en un servicio de RR. SS. en línea predijo de manera confiable la densidad de materia gris en el surco temporal superior derecho, el giro temporal medio izquierdo y la corteza entorrinal. Dichas regiones se han visto previamente implicadas en la percepción social y en la memoria asociativa, respectivamente. Además, estos autores demostraron que la variabilidad en el tamaño de dichas redes de amistad en línea se correlacionó significativamente con el de los grupos sociales del mundo real más íntimos. Sin embargo, las regiones cerebrales identificadas estuvieron específicamente asociadas al tamaño de las RR. SS. en línea, mientras que la densidad de materia gris de la amígdala se correlacionó tanto con el tamaño de las RR. SS. en línea como con el de las del mundo real. En conjunto, los hallazgos sugerían que el tamaño de la red social en línea de un individuo está estrechamente vinculado a la estructura cerebral focal implicada en la cognición social.

La pregunta que se deduce es si la participación en RR. SS. consigue agrandar el número de Dunbar o, lo que es lo mismo, ¿amplían las RR. SS. digitales el número de relaciones personales significativas que se establecen entre las personas participantes?

Robin Dunbar, antropólogo británico conocido por sus investigaciones sobre la relación entre el tamaño del cerebro y el de los grupos sociales analógicos, observó que la capacidad cognitiva de los primates superiores, incluyendo a los humanos, está relacionada con la capacidad para establecer y mantener relaciones sociales complejas. Específicamente, propuso la teoría de la evolución social, en la que argumenta que el tamaño del cerebro humano evolucionó en respuesta a la necesidad de mantener relaciones sociales complejas, que a su vez permitieron a nuestros antepasados sobrevivir y prosperar.

A partir de su teoría, Dunbar sugirió que existe un límite en el número de relaciones sociales efectivas que una persona puede mantener. Este límite, el número de Dunbar, varía entre cien y doscientos cincuenta, dependiendo del tipo de relación. Por ejemplo, se espera que una persona tenga un número más bajo de relaciones íntimas (alrededor de cinco), un número intermedio de relaciones de amistad (alrededor de cincuenta) y un número más alto de relaciones conocidas (alrededor de 150).

Aunque la teoría de Dunbar se refiere principalmente a las relaciones cara a cara, muchos han argumentado que también se puede aplicar a las RR. SS. digitales. En particular, algunos investigadores han sugerido que los límites de Dunbar también se aplican a las relaciones en línea. Es decir, aunque las RR. SS. digitales permiten a las personas conectarse con miles de individuos, en realidad solo unas pocas relaciones son significativas y duraderas.

De hecho, el propio Dunbar llevó a cabo una investigación para testar si las aplicaciones digitales permiten incrementar de una manera significativa el tamaño de las RR. SS. Para ello se sirvió de dos grandes muestras aleatorias estructuradas de la población del Reino Unido y el número de amigos listados en Facebook como métrica de prueba. Se trataba del primer intento de determinar el límite natural del tamaño de la red utilizando un muestreo estratificado aleatorio e imparcial de una población en el Reino Unido y de ver si los medios sociales en línea nos permiten aumentar nuestra red de contactos. Los resultados publicados por *Proceedings of the Royal Society B* en 2016 confirmaron que el tamaño de la red egocéntrica típica para los adultos humanos es similar a lo que se predice con la hipótesis del cerebro social. Se comprobó la existencia de las dos capas más internas de la red social, la llamada *clique de apoyo* y el *grupo de simpatía*. Además, se verificó que las personas que tienen redes grandes en línea no necesariamente cuentan con una red social grande en el mundo analógico, lo que sugiere que la impresión de tener muchas amistades en línea puede deberse a una falta de diferenciación entre las relaciones de distintas calidades en las capas externas. Finalmente, se encontró que las mujeres tienen, en general, redes más grandes que los hombres y que los jóvenes (18-24 años) cuentan con redes significativamente más grandes que los mayores (55+ años).

Una de las características sociales más importantes de las plataformas digitales es la adherencia, casi la adicción, que produce su uso. Existen varios elementos de diseño que pueden favorecer la adherencia de los usuarios a las RR. SS. A continuación se mencionan algunos de los más importantes:

- **Interfaz de usuario intuitiva y fácil de usar.** Las RR. SS. que tienen una interfaz de usuario fácil de usar y de entender pueden resultar más atractivas para los usuarios, ya que les permiten navegar por la plataforma sin dificultad. Una interfaz intuitiva puede hacer que los usuarios se sientan cómodos y puedan encontrar lo que buscan rápidamente.

- **Funciones de interacción.** Las funciones de interacción, como los *likes,* los comentarios y las comparticiones, pueden fomentar la interacción de los usuarios entre sí y con el contenido, lo que puede incrementar la sensación de comunidad y conexión social, que puede llevar a una mayor adherencia.

- **Personalización y recomendaciones.** Las RR. SS. que utilizan la personalización y las recomendaciones para proporcionar contenido relevante a los usuarios pueden aumentar la probabilidad de que los usuarios regresen a la plataforma. Al mostrar contenido que les interesa, se sienten más conectados a la plataforma y pueden encontrar a nuevas personas y contenidos que les gusten.

- **Ludificación.** Las características de la ludificación, como los niveles, los puntos y las recompensas, pueden hacer que los usuarios se sientan motivados para interactuar más con la plataforma y con otros usuarios. La ludificación puede hacer que las RR. SS. sean más divertidas y atractivas para los usuarios.

- **Diseño visual atractivo.** El diseño visual de una red social también puede ser un factor importante en su adherencia. Las RR. SS. que tienen un diseño visual atractivo y bien pensado pueden hacer que los usuarios se sientan más atraídos a interactuar con la plataforma.

Particularmente importante es el papel desempeñado por el *like*. El botón de *like* es una de las funciones más icónicas de las RR. SS. Permite a los usuarios mostrar su agrado con el contenido que han visto en la plataforma, se trate de publicaciones de amigos, fotos, vídeos o publicaciones de marcas.

La acción puede tener un efecto muy positivo en la adherencia de las personas a las RR. SS. por varios factores:

- **Un refuerzo positivo.** Cuando un usuario recibe un *like* a su publicación, lo percibe como un refuerzo positivo. Esto es una herramienta psicológica que aumenta la probabilidad de que un comportamiento se repita en el futuro. Por tanto, recibir *likes* puede motivar a los usuarios a seguir publicando contenido en la plataforma.

- **La conexión social.** Recibir *likes* puede hacer que los usuarios se sientan más conectados socialmente. Al ver que a otras personas les gusta su contenido, sienten que están siendo aceptados y valorados por los demás.

- **La validación.** Los *likes* pueden actuar como una forma de validación social. Los usuarios sienten que, si reciben muchos *likes,* significa que su contenido es valioso y relevante para otros usuarios de la plataforma.

A pesar de su presunta ubicuidad, durante cierto tiempo ha habido poca evidencia empírica que respaldara la afirmación de que el compromiso con las RR. SS. es un comportamiento relacionado con las recompensas. Sin embargo, un trabajo publicado en 2021 por Lindstron *et al.* en *Nature Communications* se sirvió de modelos computacionales basados en la teoría del aprendizaje por refuerzo para investigar la hipótesis. Los investigadores analizaron más de un millón de publicaciones de más de cuatro mil individuos en varias plataformas de RR. SS. para examinar cómo los mecanismos de aprendizaje por recompensa contribuyen al comportamiento en las redes. Los resultados del estudio indican que este comportamiento efectivamente se conforma a los principios del aprendizaje por recompensa. Específicamente, los usuarios publican contenido de manera que maximizan la tasa promedio de recompensas sociales acumuladas, teniendo en cuenta el coste del esfuerzo de publicación y el de la inacción. Estos hallazgos sugieren que el compromiso con las RR. SS. está impulsado por la necesidad psicológica de recompensas sociales, como los *likes* y los comentarios.

Además, también reveló diferencias individuales significativas en el aprendizaje de recompensas sociales que sugieren que los individuos tienen patrones únicos de compromiso con las plataformas. Finalmente, un experimento en línea llevado a cabo como parte del estudio imitó aspectos clave de las RR. SS. y verificó que las recompensas influyen causalmente en el comportamiento según lo postulado por el modelo computacional.

5. La confianza en las redes sociales

La producción de confianza es un tema de gran relevancia en la actualidad, ya que afecta a diversos aspectos de la vida social, política y económica de manera individual y colectiva. La *confianza* se puede definir como la disposición a aceptar la vulnerabilidad ante las acciones de otros basada en las expectativas de que estos actuarán de forma benevolente, competente y honesta.

En el contexto de las RR. SS. digitales, implica la creación y el mantenimiento de relaciones de calidad con otros usuarios, así como la evaluación y el uso de la información que se comparte en estas plataformas.

La confianza se genera en función de varios factores, entre los que destacan la identidad, la reputación, la reciprocidad, la transparencia y la seguridad. La *identidad* se refiere al grado en el que los usuarios revelan su verdadera identidad o adoptan una identidad ficticia o parcial en las redes. La *reputación* se define como el conjunto de opiniones y valoraciones que otros usuarios tienen sobre un usuario determinado basadas en su historial de interacciones y comportamientos. La *reciprocidad* es el principio de dar y recibir beneficios mutuos entre los usuarios, como apoyo, reconocimiento o información. La *transparencia* se refiere al nivel de visibilidad y accesibilidad que los usuarios tienen sobre la información y las actividades de otros usuarios en las RR. SS. La *seguridad* es el grado en el que los usuarios se sienten protegidos frente a posibles amenazas o riesgos que puedan surgir en las RR. SS., como el robo de datos, el acoso o la desinformación.

La creación de confianza es un proceso dinámico y complejo que requiere un equilibrio entre los beneficios y los costes que implica participar en estas plataformas. Los beneficios pueden ser de tipo social (como el aumento del capital social, el sentido de pertenencia o la satisfacción personal) o instrumental (como el acceso a recursos, oportunidades o conocimientos). Los costes pueden ser de tipo psicológico (como el estrés, la ansiedad o la pérdida de privacidad) o material (como el tiempo, el dinero o la energía). La producción de confianza en las RR. SS. digitales también depende del contexto y del propósito con el que los usuarios utilizan estas plataformas, así como de las características y preferencias personales de cada uno.

La confianza es un factor clave para la producción de valor social, ya que influye en la calidad de las relaciones entre los usuarios, la credibilidad de la información compartida y el compromiso con las causas sociales. Hay evidencia que demuestra que las RR. SS. pueden ayudar a aumentar el nivel de confianza y reducir el riesgo percibido en el comercio electrónico, lo que puede generar valor económico para las empresas y los consumidores. Además, las RR. SS. pueden servir como plataformas para la innovación social, la inspiración y la seducción, lo que puede generar valor emocional y cultural para los individuos y las comunidades. Por tanto, la confianza se relaciona con la producción de valor social en las RR. SS. digitales de manera positiva y multidimensional.

6. El capital social en las redes sociales digitales

Como se ha mencionado con anterioridad, el capital social es un valor clave en el funcionamiento de las RR. SS. humanas que, sin embargo, es objeto de controversia en lo relacionado con su producción en las plataformas digitales. El *capital social* se define como el conjunto de relaciones, normas, valores y recursos disponibles para las personas y los grupos a través de sus conexiones sociales. Se trata de una forma de riqueza social que puede emplearse para obtener beneficios personales y colectivos, como apoyo emocional, oportunidades de empleo, acceso a recursos y conocimientos y una mayor participación en la vida comunitaria y política.

En la aplicación de las RR. SS. digitales a la salud se pueden generar dos tipos de capital social dependiendo del grado de similitud entre las personas que entran en contacto: capital social vínculo *(bonding social capital)* y capital social puente *(bridging social capital)*. La diferencia principal entre ambos capitales radica en las características de las relaciones que se desarrollan entre las personas y los grupos involucrados. Así, el capital social vínculo consiste en relaciones estrechas y cercanas que se desarrollan entre individuos y grupos que comparten características similares, como intereses, valores, orígenes étnicos o culturales o experiencias compartidas. Estas relaciones se basan en la confianza mutua, la lealtad y el compromiso y pueden ser muy importantes para el apoyo emocional y la resolución de problemas dentro de un grupo social. Sin embargo, pueden tender a reforzar las identidades y las perspectivas existentes, lo que puede llevar a una falta de exposición a nuevas ideas y puntos de vista. Por otro lado, el capital social puente se genera en las relaciones entre individuos y grupos que no necesariamente comparten características similares, sino que se conectan a través de una red más amplia de relaciones sociales. Estas relaciones se caracterizan por ser más débiles y menos cercanas que las de vínculo *(bonding)*, pero pueden resultar igualmente importantes para el intercambio de información, recursos y oportunidades. Además, el capital social puente puede ser muy valioso para la construcción de una sociedad más inclusiva y democrática, ya que fomenta la comprensión y el respeto mutuo entre diferentes grupos sociales.

Además, el capital social se relaciona con la salud y el bienestar de las personas. En 2013 Nieminen *et al.* exploraron cómo se relacionan diferentes dimensiones del capital social y los comportamientos relacionados con la salud y si estos comportamientos mediaban la asociación entre el capital social y la salud mental y física. Para ello utilizaron información de la encuesta Health 2000 en Finlandia, que incluyó una muestra de la población adulta de ese país. Se investigó la relación entre tres dimensiones del capital social (apoyo social, participación y RR. SS. y confianza y reciprocidad) y cinco comportamientos relacionados con la salud (tabaquismo, consumo de alcohol, actividad física, consumo de vegetales y sueño) mediante el uso de regresión logística y controlando por edad, sexo, educación, ingresos y situación de vivienda. Los resultados indicaron que la participación y las RR. SS. se asociaron a todos los comportamientos relacionados con la salud: los altos niveles de confianza y reciprocidad, a no fumar y una duración adecuada del sueño, y los altos niveles de apoyo social, a una duración adecuada del sueño y al consumo diario de vegetales. Tanto el apoyo social como la confianza y la reciprocidad se asociaron de manera independiente a la salud mental y física. Además, se encontró que la actividad física mediaba en parte la asociación entre la participación y las RR. SS. y la salud.

En conclusión, las personas con mayores niveles de capital social, especialmente en términos de participación y RR. SS., tienden a tener comportamientos más saludables y a sentirse más saludables tanto física como mentalmente, independientemente de su estatus social. Esto puede tener especial interés a la hora de diseñar acciones de salud en las redes.

7. Contagio social, viralidad y supercontagiadores (*superspreaders*)

La información que viaja entre nodos conectados puede terminar por diseminarse e infectar una red. Este concepto de contagio social, propuesto por Nicholas Christakis, es de particular relevancia en el ámbito de la salud. Se basa en estudios que muestran que ciertos comportamientos, emociones y opiniones pueden propagarse a través de las RR. SS. como si fueran un virus. Por ejemplo, un estudio realizado por Christakis y Fowler en 2007 encontró que el hecho de que una persona tenga amigos obesos aumenta su propio riesgo de obesidad en un 57 %. Otro estudio encontró que las emociones positivas y negativas también pueden ser contagiosas a través de las RR. SS. Emilio Ferrara y Zeyao Yang también han descrito este contagio de emociones: encontraron que los usuarios de X adoptan las positivas con mayor probabilidad que las negativas.

Christakis ha argumentado que la teoría del contagio puede tener implicaciones significativas para la salud pública y el bienestar en un mundo digital. Si ciertos comportamientos o emociones son contagiosos en línea, es posible que las intervenciones en línea dirigidas a un pequeño número de individuos puedan tener un impacto más amplio en toda la red. Por ejemplo, si se identifica un pequeño grupo de personas que son particularmente influyentes en una red social, se puede trabajar con ellas para fomentar comportamientos más saludables o difundir información veraz sobre ciertos temas.

Sin embargo, también hay preocupaciones éticas y de privacidad asociadas a la teoría del contagio de Christakis: si nuestras acciones y decisiones pueden influir en otros en línea, ¿hasta qué punto debemos ser responsables de las consecuencias de nuestras acciones? ¿Hasta dónde deberían llegar las empresas de RR. SS. para recopilar y utilizar nuestros datos de usuario para comprender mejor cómo funciona el contagio en línea? El concepto de *contagio digital* se vincula fuertemente con el de la viralidad de ciertos contenidos compartidos en las redes.

El contagio dentro de una red puede ser limitado en su alcance, pero en algunos casos se produce de manera explosiva y descontrolada, casi imposible de explicar de manera racional. Esta viralidad de la información en red ha cambiado la forma en la que se consume y comparte información, lo que ha tenido importantes implicaciones en el ámbito de la salud.

En primer lugar, ha permitido que la información de salud llegue a un público más amplio y diverso. Antes de la popularidad de las RR. SS., esta información solía transmitirse principalmente por medios tradicionales, como la televisión, la radio y los periódicos, que tienen limitaciones en términos de alcance y capacidad para llegar a audiencias específicas. Sin embargo, con las RR. SS. la información de salud se puede compartir instantáneamente y llegar a personas en todo el mundo, lo que ha permitido una mayor difusión de información importante sobre enfermedades, tratamientos y prevención.

Por otro lado, la viralidad también ha tenido efectos negativos en la información de salud. La desinformación y las noticias falsas se propagan con facilidad en las RR. SS. y pueden causar daños significativos a la salud pública. Por ejemplo, durante la pandemia de la COVID-19 se compartieron muchos rumores y noticias falsas sobre la enfermedad, incluyendo información sobre curas falsas y teorías conspirativas sobre el origen del virus. Estas informaciones erróneas pueden causar pánico, aumentar el riesgo de transmisión y llevar a las personas a tomar decisiones equivocadas sobre su salud.

Otro problema relacionado con la diseminación viral de la información es la falta de contexto y verificación. En las RR. SS. la información se comparte con rapidez y con frecuencia sin revisar su veracidad ni considerar el contexto en el que se produce, lo que puede llevar a la difusión de información sesgada o incompleta, que puede afectar negativamente a la toma de decisiones de salud de las personas.

Es importante tener en cuenta que este efecto no depende únicamente de la calidad de la información, sino también de su capacidad para generar una respuesta emocional en los receptores. Las noticias y los mensajes que generan emociones intensas, sean positivas o negativas, tienen más probabilidades de ser compartidos en las RR. SS., incluso si la información es incorrecta o incompleta. Esto puede tener consecuencias graves en el ámbito de la salud, especialmente cuando se trata de información sobre enfermedades graves o tratamientos médicos.

Dentro de las plataformas digitales hay individuos especialmente equipados para transmitir mensajes: los supercontagiadores. Estas cuentas/estos usuarios tienen la capacidad de difundir información de manera exponencial a una gran cantidad de usuarios en la red. Ocasionalmente, su influencia es tan grande que pueden llegar a viralizar información en cuestión de horas o días y alcanzar a una gran cantidad de usuarios. En otras palabras, tienen un alto grado de influencia en su comunidad digital y su comportamiento ejerce una influencia significativa en la propagación de información, tanto buena como mala.

Es importante destacar que no todos los supercontagiadores son iguales y su influencia puede ser positiva o negativa. Algunos supercontagiadores son líderes de opinión y se dedican a difundir información útil y verificada, como consejos de salud, noticias relevantes y recursos para la prevención y el tratamiento de enfermedades. Estos usuarios pueden resultar una fuente valiosa de información para su comunidad digital y su influencia puede ser muy beneficiosa. Pero existen supercontagiadores que difunden información falsa, engañosa o perjudicial para la salud, como remedios sin base científica, teorías de la conspiración o noticias sensacionalistas. Estos usuarios pueden tener un impacto negativo en la salud y el bienestar de las personas, ya que pueden promover prácticas inseguras o desalentar el acceso a tratamientos y terapias efectivas.

8. Infomediación y creadores de contenido conectados en las redes sociales en el ámbito de la salud

La infomediación es el proceso de intermediación entre la oferta y la demanda de información, facilitando su acceso, selección y evaluación. En el ámbito de la salud, las RR. SS. se han convertido en una fuente de información cada vez más utilizada por los usuarios, quienes buscan resolver sus dudas, compartir sus experiencias o recibir apoyo emocional. Sin embargo, no toda la información que circula por las RR. SS. es veraz, actualizada o relevante, lo que puede generar confusión, desinformación o riesgos para la salud. Por eso desempeña un papel importante en las redes en el ámbito de la salud, ya que permite filtrar, organizar y validar la información que se ofrece y se demanda, así como orientar y educar a los usuarios sobre cómo buscar, interpretar y aplicar la información de forma crítica y responsable. La infomediación puede realizarse por diferentes agentes, como profesionales sanitarios, instituciones de salud pública, medios de comunicación o plataformas especializadas, que tienen el objetivo de mejorar la comunicación, la participación y la calidad de la información en salud en las RR. SS.

Los medios sociales e Internet han facilitado el surgimiento de creadores en red, que Rainie y Wellman (2012) describen como un proceso en el que «cualquiera con una conexión a Internet y un poco de alfabetización digital puede crear contenido en línea y tiene el potencial de llegar a una gran audiencia». La naturaleza multifacética de las conversaciones e interacciones detrás de una idea relativamente nebulosa o una campaña muy específica y dirigida acentúa realmente cuán poderoso y dinámico es el individuo en red. A través de la libre expresión y distribución de ideas que ofrecen las RR. SS., los creadores de contenidos eluden los canales de medios tradicionales, que de otro modo no priorizarían difundir el conocimiento y la conversación sobre un tema tan específico.

9. El papel del engaño y la mentira en las redes sociales

No toda la información que se difunde es cierta, pero no toda la información falsa que se difunde en el medio digital tiene el mismo efecto sobre las personas y la estructura de las redes.

El engaño en las RR. SS. digitales es un tema complejo que tiene múltiples efectos en los usuarios y en la sociedad en general. Algunos puntos clave sobre este tema que conviene resaltar son:

- **El engaño puede tener efectos negativos en la salud mental de los usuarios de las RR. SS.** Las personas que son engañadas pueden experimentar sentimientos de tristeza, ira y confusión y tener una autoestima más baja.

- **El engaño puede afectar a la confianza de los usuarios en las RR. SS. y en la información que encuentran en línea.** Esto puede tener efectos negativos en la sociedad en general, ya que las personas pueden ser menos propensas a confiar en las noticias y la información que ven en línea.

- **Las RR. SS. pueden emplearse para difundir información engañosa y desinformación en grandes cantidades y a una velocidad alarmante.** Esto puede tener efectos negativos en la política y la sociedad en general porque las personas pueden tomar decisiones basadas en información falsa.

La mentira y el engaño en las redes son problemas de importancia creciente. Los usuarios deben ser conscientes de sus efectos y han de mantenerse informados para tomar decisiones sensatas sobre la información que encuentran en línea, especialmente en áreas tan sensibles como la salud.

El grupo Dunbar ha investigado el efecto del engaño prosocial y antisocial en las RR. SS. en la cohesión y la estabilidad de las relaciones sociales en línea explorando cómo la mentira puede afectar a la cohesión social y cómo las mentiras prosociales pueden ser beneficiosas para la red social. Particularmente interesante es el trabajo publicado en *Proceedings of the Royal Academy B Effects of deception in social networks,* cuyo hallazgo fue que en comunidades donde predominan individuos honestos los agentes deshonestos pueden actuar como enlaces débiles que conectan a los grupos de agentes honestos. Además, este trabajo investiga el efecto diferencial de mentiras prosociales y antisociales: las primeras benefician al receptor a un coste modesto para el actor, manteniendo la relación entre ellos, y forman una red estructurada y conectada, mientras que las mentiras antisociales tienden a desconectar la red. Las mentiras prosociales pueden ayudar a mantener el equilibrio en la distribución de los pagos, lo que es importante en las sociedades pequeñas y tradicionales, y también pueden tener un papel en la cohesión de la comunidad en cuanto a la interacción individual y comunitaria. En las sociedades humanas, las mentiras prosociales pueden ser una forma de facilitar la cohesión en la comunidad, por ejemplo, en la religión o la política. Este trabajo sugiere que hay un equilibrio entre las mentiras prosociales y antisociales crucial para dar forma a la estructura social. Aunque la distinción entre mentiras prosociales y antisociales es obvia en los humanos, no está claro si las mentiras prosociales existen en los animales no humanos, ya que puede depender de la capacidad de conceptualizar y del lenguaje.

10. Ventajas y desventajas del uso de las redes sociales en salud

Las redes en el ámbito de la salud se han ido consolidando en los últimos años por ser una herramienta útil y eficaz para la difusión de información y la interacción entre los distintos grupos de interés, particularmente pacientes y profesionales. Pero el uso de las RR. SS. en salud se remonta a principios de la década de 2000, cuando aparecieron las primeras comunidades virtuales en línea. Estos grupos se crearon para proporcionar información y apoyo a personas que padecían enfermedades crónicas, como la diabetes o el cáncer, así como para pacientes y familiares que buscaban información sobre tratamientos y opciones de cuidado de la salud. Con la popularidad creciente de las RR. SS., estas comunidades virtuales evolucionaron hacia plataformas más sofisticadas y multifuncionales y permitieron la interacción en tiempo real entre los usuarios. Además, las RR. SS. ofrecen una amplia gama de recursos educativos, programas de entrenamiento y herramientas para el seguimiento de la salud, lo que ha permitido a los pacientes participar activamente en su propia asistencia sanitaria.

Tanto pacientes como médicos, otros profesionales sanitarios, investigadores y organizaciones sin ánimo de lucro están utilizando cada vez más estas plataformas para conectarse, compartir información y concienciar sobre temas de salud. Sin ser exhaustivos, se listan a continuación algunas de las RR. SS. más empleadas con fines de salud:

- **PatientsLikeMe (patientslikeme.com).** Tiene como objetivo conectar a pacientes con enfermedades crónicas y proporcionar un lugar para compartir información sobre sus síntomas, tratamientos y experiencias. Los pacientes pueden unirse a grupos específicos de enfermedades y participar en discusiones con otros que tienen experiencias similares. También hay una sección de investigación donde pueden contribuir a estudios clínicos y compartir sus datos de salud.

- **Health Tap (healthtap.com).** Es una plataforma de preguntas y respuestas médicas en línea donde los usuarios pueden hacer preguntas a médicos y recibir respuestas en tiempo real. También ofrece una variedad de herramientas y recursos de salud, como evaluaciones de riesgo de enfermedades y seguimiento de síntomas.

- **Inspire (inspire.com).** Es una red social en línea para pacientes y cuidadores que permite a los usuarios conectarse con personas que tienen experiencias similares, unirse a grupos específicos de enfermedades y compartir información sobre tratamientos y recursos. Asimismo tiene un componente de investigación, donde los pacientes pueden contribuir a estudios clínicos y compartir sus datos de salud.

- **X.** Aunque no está diseñada específicamente para la salud, X se ha convertido en una herramienta popular para la difusión de información médica y la concienciación sobre temas de salud. Todo tipo de usuarios la utilizan para compartir noticias sobre avances médicos, investigación científica, eventos y recursos de salud.

- **Facebook.** También es una herramienta popular en el sector de la salud, tanto para pacientes como para profesionales. Las organizaciones sin fines de lucro y los grupos de pacientes utilizan Facebook para compartir noticias sobre avances médicos, eventos y recursos de salud. También hay grupos específicos de enfermedades donde los pacientes pueden conectarse con otros y compartir información sobre tratamientos y recursos.

- **Instagram.** Se ha utilizado para los movimientos sociales sobre temas de salud. Las organizaciones sin fines de lucro y los defensores de la salud utilizan esta red para compartir historias de pacientes, imágenes de campañas de concienciación y recursos de salud visualmente atractivos.

- **YouTube.** Se puede usar para compartir vídeos con información médica y concienciar sobre temas de salud. Sirve para compartir historias de pacientes, tutoriales sobre tratamientos médicos y recursos de salud.

- **LinkedIn.** Los profesionales de la salud y las organizaciones sin fines de lucro utilizan esta plataforma para compartir noticias sobre avances médicos, recursos de salud y oportunidades de carrera en el campo de la salud.

- **Doximity (doximity.com).** Es una plataforma de RR. SS. profesional para médicos y otros profesionales de la salud. Los médicos pueden conectarse con colegas, compartir información y acceder a recursos médicos en línea. La plataforma también ofrece herramientas para la colaboración médica, como la posibilidad de compartir notas de pacientes y recibir consultas, con un enfoque en la seguridad y privacidad.

Las principales ventajas que las RR. SS. digitales aportan en el ámbito de la salud se describen en la tabla 1.2.

Tabla 1.2 Principales ventajas potenciales del uso de las redes sociales en salud

Tema	Descripción
Acceso a información y recursos médicos	Los usuarios acceden a una gran cantidad de información y recursos médicos, desde noticias y actualizaciones sobre enfermedades hasta vídeos educativos y documentos médicos o de cuidados. Esto puede ser especialmente útil para personas que viven en zonas rurales o que no tienen acceso fácil a información médica.
Conexión con otros pacientes	Las RR. SS. pueden ayudar a los pacientes a conectarse con otros que tienen la misma enfermedad o condición, lo que puede proporcionar apoyo emocional y sirve para compartir experiencias y consejos útiles. Estos grupos también pueden ayudar a los pacientes a sentir que no están solos en su lucha contra la enfermedad.
Facilitación de la comunicación entre médicos y pacientes	Es una herramienta potencialmente útil para algunas consultas a distancia entre médicos y pacientes o en situaciones de emergencia. Los pacientes también pueden compartir información médica importante con sus médicos y recibir recomendaciones de tratamiento y seguimiento.

Tema	Descripción
Comunicación entre profesionales de la salud	Ayuda a los profesionales de la salud para conectarse y colaborar entre sí, lo que puede mejorar la calidad de la atención médica. Los médicos y otros profesionales pueden compartir información y discutir casos, lo que puede ayudar a mejorar el diagnóstico y tratamiento de los pacientes.
Promoción de hábitos de vida saludables	Por ejemplo, en el caso de la dieta equilibrada y el ejercicio regular. Las publicaciones en las RR. SS. pueden proporcionar información sobre enfermedades prevenibles, como la diabetes y la hipertensión, y la prevención del cáncer.
Mejora del acceso a atención sanitaria	Especialmente para personas que viven en zonas rurales o que no tienen acceso fácil a los dispositivos asistenciales, las consultas a distancia y la telemedicina, las RR. SS. pueden ser una herramienta útil para mejorar el acceso en estas situaciones.
Investigación médica	Las RR. SS. pueden ser una herramienta útil para la investigación médica al permitir a los investigadores conectarse con pacientes y recopilar información útil para estudios médicos. Asimismo pueden ser una herramienta útil para la divulgación de información sobre estudios médicos y ensayos clínicos.

Sin embargo, el uso de las RR. SS. en salud también ha planteado preocupaciones éticas y de privacidad. Los pacientes y los profesionales de la salud deben ser conscientes de los riesgos potenciales asociados a la divulgación de información de salud en línea, así como de los desafíos relacionados con la confidencialidad y la seguridad de los datos. A continuación se resumen los más relevantes, que se tratarán con más amplitud en otro capítulo:

- **Divulgación de información confidencial.** Las RR. SS. pueden ser un lugar donde se comparte información confidencial de los pacientes sin su consentimiento, lo que puede llevar a problemas de privacidad y seguridad de los datos.

- **Difusión de información inexacta o falsa.** Las RR. SS. pueden ser una fuente de información errónea sobre temas de salud, lo que puede llevar a la propagación de información inexacta o falsa que puede poner en riesgo la salud de las personas.

- **Interacción inapropiada entre profesionales y pacientes.** Las RR. SS. pueden ser una plataforma para que los profesionales interactúen con sus pacientes fuera del entorno clínico, lo que puede llevar a una relación poco profesional e inapropiada.

- **Ley de cuidados inversos.** Aunque las RR. SS. pueden ser una herramienta útil para compartir información de salud y conectar a pacientes con profesionales de la salud, la falta de acceso a la tecnología y a Internet puede crear barreras para el acceso a la información de salud. Las personas que no tienen acceso a un ordenador o a un dispositivo móvil y a una conexión a Internet pueden tener dificultades para acceder a la información de salud disponible en línea.

- **Manipulación de las noticias y creación de bulos.** Estos se comparten y extiende por las redes y pueden llegar a suponer un riesgo importante para la salud pública, como se comprobó durante la pandemia por SARS-CoV-2.

- **Campañas interesadas y conflictos de interés.** Pueden llegar a popularizar y priorizar técnicas diagnósticas o terapéuticas que no representen el mejor interés desde el punto de vista sanitario para una comunidad, un país o globalmente.

Sin afán de exhaustividad, a continuación se listan las cuentas relacionadas con la salud con más seguidores en tres plataformas con mucha influencia en el sector salud:

En X:

- @WHO (Organización Mundial de la Salud [OMS]): 15.3 millones de seguidores.

- @CDCgov (Centros para el Control y Prevención de Enfermedades de Estados Unidos): 3.8 millones de seguidores.

- @MayoClinic (Mayo Clinic): 2.8 millones de seguidores.

- @HarvardHealth (Harvard Health Publishing): 2.1 millones de seguidores.

- @NHSuk (Servicio Nacional de Salud de Reino Unido): 603 340 seguidores.

En Instagram:

- @who (OMS): 15.8 millones de seguidores.

- @drjoshaxe (Dr. Josh Axe): 2.8 millones de seguidores.

- @drmarkhyman (Dr. Mark Hyman): 1.4 millones de seguidores.

- @cleaneatingmag (Clean Eating Magazine): 1.2 millones de seguidores.

- @mindbodygreen (MindBodyGreen): 1.1 millones de seguidores.

En Facebook:

- @WHO (OMS): 13.5 millones de seguidores.

- @MayoClinic (Mayo Clinic): 3.3 millones de seguidores.

- @HarvardHealth (Harvard Health Publishing): 2.8 millones de seguidores.

- @NIH (Institutos Nacionales de Salud de Estados Unidos): 2.6 millones de seguidores.

- @NHS (Servicio Nacional de Salud de Reino Unido): 2.2 millones de seguidores.

11. Los medios de comunicación de masas y las redes sociales digitales en salud

En la actualidad, las redes se han convertido en una herramienta muy utilizada para la obtención y difusión de información relacionada con la salud por parte de los medios de comunicación de masas. Estos medios han encontrado en las RR. SS. una fuente inagotable de noticias y reportajes, así como una manera de interactuar con su audiencia.

Uno de los principales beneficios que ofrecen las RR. SS. es la rapidez con la que se puede obtener información. Los medios de comunicación de masas pueden acceder a datos y noticias en tiempo real gracias a las RR. SS. Además, estas plataformas permiten la segmentación del público objetivo, lo que hace posible dirigir la información específicamente a los interesados en temas de salud.

La difusión de información a través de las RR. SS. también se ha convertido en una estrategia importante para los medios de comunicación de masas. Las RR. SS. son un medio de comunicación bidireccional que permite una interacción directa con los usuarios. Los medios de comunicación de masas pueden compartir noticias, artículos y reportajes y al mismo tiempo recibir comentarios, preguntas y opiniones de los usuarios.

La interacción con los usuarios a través de las RR. SS. asimismo permite a los medios de comunicación de masas conocer las necesidades y los intereses de su audiencia. De esta forma, pueden adaptar su contenido a las preferencias de los usuarios y ofrecer una experiencia personalizada que aumente la fidelización de su audiencia.

Sin embargo, también existen desafíos en el uso de las RR. SS. por parte de los medios de comunicación de masas en relación con la información de salud. En primer lugar, la gran cantidad de información disponible en las RR. SS. hace que sea difícil para los medios de comunicación de masas identificar qué información es verídica y relevante. Por tanto, es importante que los medios de comunicación de masas realicen una selección cuidadosa de las fuentes de información para asegurar que la información que comparten es precisa y confiable. Otro desafío es el riesgo de difundir información errónea o sensacionalista: los medios de comunicación de masas deben tener cuidado al seleccionar las noticias y los reportajes relacionados con la salud para evitar el sensacionalismo y asegurarse de que la información compartida es precisa y útil para su audiencia.

2
Medición del impacto en las redes sociales

Como ocurre con el resto de la sociedad, los profesionales sanitarios, las organizaciones y las empresas utilizan las RR. SS. para difundir información y llegar a una audiencia más amplia. En este contexto, es importante comprender cómo medir la influencia de estas actividades en el medio digital y su traslación al analógico. La medición del impacto en las RR. SS. resulta esencial para evaluar la efectividad de las estrategias de comunicación y promoción, así como para entender cómo se está llegando a la audiencia.

Este capítulo se centra en las diferentes métricas que se utilizan para medir el impacto en las RR. SS. Se exploran las métricas de *social media,* que se refieren a las estadísticas básicas sobre la actividad en las RR. SS., como el número de seguidores, el alcance y la interacción. También se abordan las métricas de grafo social, que miden la estructura de la red y la posición de un usuario dentro de ella. Además, se discuten las métricas alternativas *(altmetrics),* que miden el impacto y la visibilidad de un contenido más allá de las RR. SS., como en publicaciones científicas y repositorios.

1. Métricas de *social media*

La comunicación en las RR. SS. puede tener una influencia significativa en diversos aspectos, como la visibilidad y la imagen de quien las utiliza, su reputación, el alcance y la interacción con la audiencia. Por esta razón, es importante medir el impacto de su uso y evaluar su efectividad en términos de los objetivos específicos que se hayan establecido. Para ello, se usan las métricas de *social media* (Tabla 2.1), indicadores que permiten medir y analizar la actividad en las RR. SS. Proporcionan información valiosa sobre el rendimiento de las campañas de marketing en las RR. SS., la presencia en línea de una marca o institución, el impacto de las publicaciones y la actividad de los usuarios en las RR. SS.

Las métricas de *social media* se pueden dividir en dos categorías: de compromiso y de influencia. Las primeras miden la interacción de los usuarios con el contenido publicado en las RR. SS., como los *likes,* comentarios y comparticiones, indican el nivel de interés y participación de los usuarios en el contenido publicado y son importantes para evaluar el alcance y la efectividad de las campañas de marketing en las RR. SS. Por su parte, las métricas de influencia miden el impacto de las publicaciones y la presencia en línea en la opinión pública. Evalúan la relevancia y la influencia de una marca o institución en las RR. SS. a través de factores como el número de seguidores, las menciones y las referencias en línea.

En el entorno sanitario, las métricas de *social media* son herramientas valiosas para evaluar la efectividad de las campañas de salud pública, mejorar la educación sanitaria y medir el impacto de las publicaciones y las campañas de marketing. Por ejemplo, los profesionales de la salud pueden emplear las métricas de *social media* para evaluar la efectividad de las campañas de concienciación sobre una enfermedad o un problema de salud, identificar las necesidades y preocupaciones de los pacientes y mejorar la comunicación con ellos a través de las RR. SS.

Tabla 2.1 Resumen de métricas avanzadas de *social media* y su definición

Métrica	Definición
Alcance (*Reach*)	Número total de personas que han visto una publicación.
Impresiones	Número total de veces que se ha visto una publicación.
Interacciones	Número total de acciones realizadas en una publicación, como clics, *likes*, comentarios, compartidos, etc.
Tasa de interacción	Porcentaje de personas que han interactuado con una publicación en relación con el número de personas que la han visto.
Retención de audiencia	Porcentaje de personas que han visto al menos el 5 % de un vídeo.
Tiempo de visualización	Promedio de tiempo que los espectadores han visto un vídeo.
Ratio de conversión	Porcentaje de personas que han completado una acción específica (como comprar un producto) después de ver una publicación.
Coste por clic (CPC)	Cantidad de dinero gastada por cada clic en un enlace o anuncio.
Coste por acción (CPA)	Cantidad de dinero gastado por cada acción específica completada, como una compra o un registro.
Retorno de la inversión (ROI)	Ratio de beneficio generado en relación con el coste de una campaña de *social media*.

Además, las métricas de *social media* son útiles para identificar tendencias y patrones de comportamiento en la comunidad de pacientes y en la población en general. Por ejemplo, se puede analizar el comportamiento de los usuarios en las RR. SS. durante una epidemia o una crisis sanitaria para entender cómo la población está respondiendo y adaptando su comportamiento.

Entre las métricas de *social media* más utilizadas se encuentran el alcance, la tasa de interacción, el *engagement,* el número de seguidores y el número de menciones. El alcance se refiere al número de personas que han visto el contenido publicado, mientras que la tasa de interacción mide el porcentaje de personas que han interactuado con ese contenido. El *engagement,* por su parte, se refiere al nivel de participación de los usuarios en el contenido publicado y se mide a través del número de *likes,* comentarios y comparticiones.

Un análisis avanzado permite analizar el sentimiento creado por un contenido compartido en las RR. SS. Por ejemplo, el análisis de sentimiento es el uso de procesamiento de lenguaje natural, análisis de texto y lingüística computacional para identificar y extraer información subjetiva de los recursos. El análisis de sentimiento se aplica ampliamente a materiales como opiniones y respuestas de los clientes, medios en línea y sociales y materiales de salud para aplicaciones que van desde el marketing al servicio al cliente hasta la medicina clínica.

Para hacer un análisis de sentimiento de una publicación (antes tuit), se puede usar una herramienta de análisis del sentimiento que clasifique la polaridad del texto en positiva, negativa o neutra o que detecte estados emocionales como disfrute, ira, asco, tristeza, miedo y sorpresa. Asimismo se puede emplear una herramienta que prediga la evaluación del usuario en una escala de varios valores, por ejemplo, de una a cinco estrellas.

Imagina una publicación que dice: «La #COVID19 ha sido una oportunidad para mejorar la #Sanidad. Pero no hemos sabido aprovecharla. Hemos hecho lo mismo que antes pero peor. Y ahora nos enfrentamos a un futuro incierto con más problemas que antes. ¿Qué podemos hacer?». Una posible herramienta de análisis del sentimiento podría clasificar esta publicación como negativa, ya que expresa una opinión desfavorable sobre la situación sanitaria y el futuro. También podría detectar emociones como tristeza, frustración o preocupación. Una posible herramienta que prediga la evaluación del usuario podría asignarle una puntuación baja, por ejemplo, una o dos estrellas.

En el entorno sanitario, estas métricas pueden utilizarse para evaluar la eficacia de las campañas de concienciación y educación sobre temas de salud y ajustar la estrategia para llegar a más personas y generar mayor impacto.

2. Métricas de grafo social

El grafo social es una representación gráfica de las relaciones y conexiones entre individuos, organizaciones y/o entidades en cualquier red social. En otras palabras, se trata de una visualización de la estructura de la red, donde los nodos representan a los actores (cuentas de usuarios) y los enlaces, las relaciones entre ellos. Los grafos se usan en análisis de RR. SS. para identificar patrones y estructuras dentro de la red, como quiénes son los actores más influyentes, los grupos de afinidad o los patrones de interacción. Esto resulta útil en campos como el marketing, la política, la salud pública y la investigación social y es importante en el contexto de las RR. SS. digitales porque por su tamaño y complejidad resulta difícil entender cómo están conectados los diferentes actores que participan en ellas.

Las herramientas de análisis de grafo social sirven para la identificación de los nodos más importantes en la red, como los actores con mayor número de conexiones, los grupos más influyentes y los «puentes» que conectan diferentes partes de la red. Además, se pueden realizar análisis de centralidad, que miden la importancia de un nodo en la red en función de su capacidad para conectarse con otros nodos, y análisis de *clustering,* que identifican grupos de nodos altamente conectados entre sí.

El análisis de *clustering* en el grafo social se refiere a la identificación de grupos de nodos que están altamente interconectados dentro de una red, es decir, la identificación de comunidades o *clusters.* Este tipo de análisis puede resultar útil para entender la estructura y la dinámica de una red, ya que permite identificar grupos de nodos que tienen características similares y que pueden estar más estrechamente relacionados entre sí que con otros nodos de la red.

En el entorno de salud, el análisis de *clustering* puede aplicarse para entender mejor las relaciones entre pacientes, profesionales y organizaciones de atención sanitaria. Por ejemplo, puede emplearse para identificar grupos de pacientes con características clínicas similares, lo que podría ser útil para el diseño de intervenciones terapéuticas específicas para esos grupos. Asimismo, puede servir para identificar grupos de médicos que comparten intereses o especialidades, lo que podría ser útil para la creación de equipos interdisciplinarios de atención médica. Además, también puede usarse para identificar comunidades dentro de una red de organizaciones de atención sanitaria, lo que podría ser útil para entender mejor cómo se relacionan entre sí las diferentes partes del sistema de atención médica. Por ejemplo, podría utilizarse para identificar comunidades de hospitales, clínicas y proveedores de seguros de salud que trabajan juntos para ofrecer atención médica a una población específica.

Algunas de las herramientas más usadas para el análisis de grafos en las RR. SS. digitales son:

- **Gephi.** Aplicación de código abierto y gratuita para la visualización y análisis de redes complejas que también se emplea mucho para el análisis de las RR. SS. digitales. Permite la importación de datos desde diversas plataformas de RR. SS. y ofrece diversas herramientas de análisis.

- **NodeXL.** Herramienta gratuita de análisis de RR. SS. para Microsoft Excel que permite la recogida, el análisis y la visualización de datos de las RR. SS., incluyendo X, Facebook, Instagram y YouTube.

- **UCINET.** *Software* de análisis de RR. SS. que ofrece una amplia variedad de herramientas para el análisis de las RR. SS., incluyendo centralidad, identificación de comunidades y visualización de las RR. SS.

- **Netlytic.** Plataforma en línea que utiliza análisis de texto y de las RR. SS. para la recogida y el análisis de datos de las RR. SS. Permite el análisis de X, Facebook, Instagram y otros canales.

- **IBM Social Network Analysis.** Herramienta de análisis de las RR. SS. en la nube que permite el análisis de relaciones, influencias, opiniones y comportamientos en diversas plataformas de RR. SS.

Existen varias métricas comunes para el análisis de grafos sociales que pueden utilizarse en el sector de la salud para estudiar las redes de pacientes, médicos y organizaciones de atención médica. A continuación, se describen algunas de las métricas más comunes y cómo se definen:

- **Centralidad de grado.** Mide el número de conexiones que tiene un nodo con otros nodos en la red. Los nodos con mayor centralidad de grado son los que tienen más conexiones. Esta métrica puede ser útil para identificar los nodos más influyentes en una red, como los médicos con mayor número de pacientes.

- **Centralidad de cercanía.** Mide la distancia promedio entre un nodo y todos los demás nodos de la red. Los nodos con mayor centralidad de cercanía son los que están más cerca de todos los demás nodos en la red. Esta métrica puede ser útil para identificar los nodos que tienen un mayor potencial de comunicación e intercambio de información en la red.

- **Centralidad de intermediación.** Mide la importancia de un nodo en el flujo de información de la red. Los nodos con mayor centralidad de intermediación son los que actúan como intermediarios o puentes entre otros nodos en la red. Esta métrica puede ser útil para identificar los nodos clave en la comunicación y coordinación de la atención médica.

- **Coeficiente de agrupamiento.** Mide la proporción de conexiones entre los vecinos de un nodo en relación con el número total de posibles conexiones. Un alto coeficiente de agrupamiento indica que los nodos vecinos están altamente interconectados, formando una comunidad o *cluster*. Esta métrica puede ser útil para identificar grupos de pacientes con características similares y estudiar las relaciones entre diferentes organizaciones de atención sanitaria.

Estas métricas pueden usarse en el sector de la salud para entender mejor la estructura y dinámica de las redes de atención sanitaria e identificar oportunidades de mejora en la coordinación y comunicación de la atención médica. Por ejemplo, la centralidad de grado puede ayudar a identificar a los profesionales más influyentes en una red y, por tanto, ser útil para el diseño de programas de formación y la identificación de líderes clínicos. La centralidad de intermediación puede ayudar a identificar los nodos que actúan como intermediarios o puentes entre diferentes partes de la red y ser útil para mejorar la coordinación y comunicación entre diferentes organizaciones de atención médica.

Un ejemplo de análisis de grafo social de un movimiento relacionado con la salud (#SoMe4Surgery) en X es el llevado a cabo por Graham Mackenzie, quien analizó #SoMe4Surgery entre el 28 de julio y el 27 de septiembre de 2018. Mediante la utilización de NodeXL para analizar la actividad alrededor del *hashtag,* encontró que el 31 % de las personas que publicaron contenido original con el *hashtag* no repostearon publicaciones de otras personas. Además, descubrió que la gran mayoría de las personas involucradas con el *hashtag* (76 %) solo resposteaban y no publicaban contenido original.

3. Métricas alternativas: *altmetrics*

Las *altmetrics* son medidas cuantitativas que se utilizan para evaluar la visibilidad y el impacto de la investigación científica en línea en lugar de utilizar medidas tradicionales, como las citas en revistas científicas. Incluyen una amplia gama de medidas, como el número de veces que un artículo se ha descargado, compartido en las RR. SS., mencionado en blogs, citado en noticias o mencionado en políticas públicas.

Las *altmetrics* se emplean para evaluar el impacto de la investigación científica en un contexto más amplio y multidimensional, teniendo en cuenta la influencia en la sociedad y la difusión en línea de la investigación. También pueden ser útiles para identificar nuevas tendencias en la comunicación científica y evaluar el impacto de la investigación en áreas donde las medidas tradicionales de citación pueden no ser adecuadas.

Existen diversos servicios y herramientas que ofrecen *altmetrics* para evaluar el impacto y la visibilidad de las publicaciones científicas en línea. Algunas de las herramientas más utilizadas son:

- **Altmetric.** Herramienta que rastrea y mide la atención y el impacto de las publicaciones científicas en línea. Proporciona un puntaje *(score)* que resume la cantidad y el tipo de atención recibida por una publicación en distintas fuentes, como RR. SS., noticias, blogs y políticas públicas.

- **PlumX Metrics.** Plataforma de *altmetrics* que rastrea y mide la atención y el impacto de las publicaciones científicas en línea. Proporciona métricas en diversas categorías, como menciones en las RR. SS., citas en patentes, menciones en noticias y uso en herramientas de gestión bibliográfica.

- **Dimensions.** Herramienta de análisis de datos científicos que incluye una sección de *altmetrics* para medir la atención y el impacto de las publicaciones científicas en línea. Proporciona métricas en diversas categorías, como menciones en las RR. SS., citas en patentes y menciones en noticias.

Las *altmetrics* están disponibles en una amplia gama de publicaciones científicas, incluyendo revistas, repositorios de *preprints* y bases de datos bibliográficas. Sin embargo, es importante tener en cuenta que son más relevantes y precisas para las publicaciones científicas que están disponibles en línea y que tienen una presencia en las RR. SS. y otros medios digitales.

Las RR. SS. digitales y las *altmetrics* se hallan estrechamente relacionadas, ya que estas se basan en gran medida en la actividad en las RR. SS. y otros medios digitales.

X, Facebook y LinkedIn ofrecen plataformas para que los investigadores y otros profesionales compartan y promuevan sus publicaciones científicas, generando así una mayor atención y visibilidad. Además, las RR. SS. ofrecen una forma para que los usuarios discutan y comenten sobre las publicaciones científicas, lo que puede aumentar aún más su impacto y su visibilidad.

Los autores de un artículo de investigación biomédica pueden tomar medidas para elevar la visibilidad de su trabajo en las RR. SS. Sanitarias, como:

- Compartir el artículo en las RR. SS. Se difunde el artículo en sus propias cuentas de RR. SS., como X, LinkedIn o ResearchGate y se etiqueta a otros investigadores y profesionales de la salud relevantes en el tema.

- Utilizar hashtags relevantes. Se hacen más visibles para otros investigadores y profesionales de la salud interesados en el tema.

- Comunicarse con los medios de comunicación especializados en el ámbito de la salud. Se promociona el artículo.

- Publicar en blogs de investigación relacionados con el tema de su investigación.

- Colaborar con otros investigadores para publicar en conjunto artículos que generen más impacto y visibilidad.

En el mundo académico hay algunos ejemplos de cómo las *altmetrics* pueden usarse para la promoción dentro de la carrera docente. Por ejemplo, algunos profesores universitarios emplean sus perfiles en plataformas como Google Académico, Research-Gate y Academia.edu para promocionar su trabajo y establecer su reputación académica. En estas plataformas, se puede ver el número de veces que un artículo se ha descargado, citado, compartido en las RR. SS. y discutido en blogs y foros. Además, se están utilizando para evaluar el impacto y la influencia de los académicos en las RR. SS., como X y LinkedIn. Algunos investigadores asimismo usan las *altmetrics* para demostrar el impacto de su trabajo en la sociedad y en la toma de decisiones políticas, lo que puede ser especialmente relevante para las disciplinas de las ciencias sociales y la salud pública.

El uso de *altmetrics* en el mundo académico no está exento de críticas. De hecho, hace algunos años se propuso crear la *altmetric* índice Kardashian. Aplicado a los investigadores, se trata de una métrica humorística que se ha utilizado para evaluar la popularidad de un investigador en las RR. SS. Hace referencia a las hermanas Kardashian, famosas por su presencia en las RR. SS. y por su estilo de vida extravagante. El índice Kardashian se calcula sumando el número de seguidores del investigador en X y el número de citas que tiene en Google Académico y dividiendo el resultado entre el número de publicaciones que ha hecho el investigador. La idea detrás de este índice es que, al igual que las hermanas Kardashian, un investigador puede ser popular sin necesariamente ser relevante o tener un impacto significativo en su campo.

La gran mayoría de las revistas científicas de prestigio han comenzado a incorporar *altmetrics* junto con las métricas tradicionales (factor de impacto). De hecho, algunas revistas han creado sus propias *altmetrics* personalizadas, como la métrica de impacto de *PLOS* y la métrica de impacto de *Nature*. Además, varias plataformas de revisión por pares y redes académicas en línea, como Publons, ResearchGate y Academia.edu, también han empezado a ofrecer *altmetrics*. Estas métricas pueden proporcionar una visión más completa del impacto de un artículo o una investigación en línea y pueden ser especialmente útiles para los investigadores que buscan evaluar su impacto más allá de la comunidad académica tradicional. En general, se espera que las *altmetrics* se conviertan en una parte cada vez más importante de la evaluación del impacto de la investigación en el futuro.

Es importante destacar que el uso de las RR. SS. sanitarias para la promoción de la investigación biomédica debe ser ético y respetar las normas de la comunidad científica. Asimismo, resulta fundamental asegurarse de que el contenido compartido es preciso y está actualizado.

4. Cuadros de mando de redes sociales para profesionales sanitarios

Un cuadro de mando de un profesional sanitario en una red social digital puede ser una herramienta muy útil para mantenerse al día en las novedades del sector sanitario, conocer la opinión de otros profesionales de la salud y pacientes y seguir y analizar la influencia de la propia actividad en la red.

Algunos elementos que pueden incluirse en un cuadro de mando de un sanitario en una red social digital son:

- **Alertas y notificaciones.** Pueden utilizarse para recibir actualizaciones en tiempo real sobre temas de interés para el sanitario, como nuevas publicaciones, noticias, estudios y eventos relevantes.

- **Seguimiento de temas y *hashtags*.** Permite al sanitario estar al día en las conversaciones y los debates más relevantes del sector y seguir las últimas tendencias y los avances en su campo de trabajo.

- **Análisis de la actividad.** Puede ayudar al sanitario a evaluar su impacto y alcance y a entender mejor cómo los usuarios interactúan con su contenido.

- **Interacciones con otros usuarios.** Un cuadro de mando puede incluir una sección para realizar un seguimiento de las interacciones con otros usuarios, incluyendo a pacientes, colegas, otros profesionales de la salud y líderes de opinión en el sector.

- **Métricas de impacto.** Un cuadro de mando puede incluir un análisis de métricas de impacto, como el número de seguidores, *likes,* comentarios y menciones, que pueden ayudar al sanitario a evaluar su alcance y su popularidad en la red.

Cuadro 2.1 Representación de un grafo social

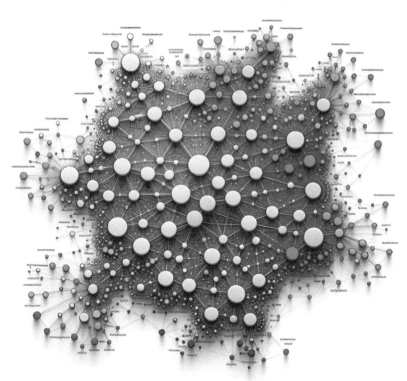

Las diferentes métricas del grafo social se expresan por el tamaño de los nodos, la intensidad de su color, espesor del borde del nodo, etc.

3
Aplicación de las redes sociales en la asistencia sanitaria

En la era digital en la que vivimos, no es posible entender y explicar la asistencia sanitaria sin las RR. SS. El uso de estas plataformas no solo ha transformado la comunicación médico-paciente, sino que ha fomentado, directa o indirectamente, nuevas formas de atención médica, como la telemedicina.

En este capítulo se exploran algunas de las formas en las que las RR. SS. se están utilizando en la asistencia sanitaria, centrándose en la comunicación médico-paciente y la telemedicina. Se analizan los beneficios y los desafíos que surgen al usar estas herramientas en el ámbito de la salud, así como los factores que hay que tener en cuenta para garantizar su utilización segura y efectiva.

1. Comunicación médico-paciente

Resulta esencial para garantizar una atención sanitaria de calidad y efectiva. Esta relación entre una persona con un problema de salud y otra que tiene el conocimiento y las herramientas para ayudar a su solución se basa en la confianza mutua y la comprensión, y una comunicación clara y efectiva es clave para establecer y mantener dicha relación. No solo se trata de intercambiar información sobre la enfermedad o el tratamiento, sino también de escuchar las preocupaciones y necesidades del paciente, comprender su historia médica y personal y abordar cualquier inquietud o duda que pueda tener. Además, una comunicación efectiva puede mejorar la adherencia del paciente al tratamiento y su satisfacción con la atención médica recibida.

Por otro lado, una mala comunicación puede llevar a una falta de confianza entre el profesional y el paciente, lo que puede resultar en una falta de adherencia al tratamiento y una disminución en la calidad de la atención médica recibida. Asimismo, una mala comunicación puede elevar el riesgo de errores médicos, lo que puede tener graves consecuencias para la salud del paciente.

La relación profesional-paciente en las RR. SS. puede presentar ciertas particularidades respecto a la comunicación cara a cara en la consulta médica. En primer lugar, estas plataformas pueden ofrecer una mayor accesibilidad y comodidad para los pacientes, quienes pueden hacer preguntas o solicitar información sin tener que desplazarse hasta la clínica o el centro médico. Además, las RR. SS. pueden permitir una comunicación más fluida y frecuente entre el profesional y paciente, lo que puede mejorar la continuidad del tratamiento y el seguimiento de la enfermedad. A continuación se describen algunos ejemplos:

- Los profesionales sanitarios con frecuencia publican información útil sobre una enfermedad en su perfil de RR. SS., como consejos de prevención o recomendaciones de estilo de vida saludable. Los pacientes pueden leer esta información en su propio tiempo y hacer preguntas adicionales al médico en los comentarios o en un mensaje privado.

- Un paciente puede usar las RR. SS. para mantenerse en contacto con otros pacientes que tienen la misma enfermedad, formando una comunidad en línea de apoyo. El profesional sanitario puede unirse a esta comunidad y proporcionar información o responder a preguntas, lo que puede mejorar la experiencia del paciente en el tratamiento de su enfermedad.

• Los profesionales y los pacientes pueden comunicarse y colaborar para emprender campañas de visibilización de determinadas condiciones.

Un ejemplo de una campaña de visibilización de ciertas condiciones en las RR. SS. digitales es *Movember* o *Noviembre Movember*. Se inició en 2003 y tiene como objetivo concienciar sobre la importancia de la salud masculina y recaudar fondos para la investigación del cáncer de próstata, el cáncer testicular y la salud mental masculina. Durante el mes de noviembre, los participantes de la campaña, conocidos como *mo bros* («hermanos del bigote»), se dejan crecer el bigote y publican fotos en las RR. SS. para crear conciencia sobre los cánceres de próstata y testicular. También se anima a los participantes a recaudar fondos para la investigación de estas enfermedades y la promoción de la salud mental masculina. Esta campaña ha tenido un gran éxito en las RR. SS., especialmente en plataformas como Instagram y X, donde los participantes pueden compartir fotos y actualizaciones sobre su progreso. Además, muchos de los participantes son celebridades o influyentes en las RR. SS., lo que ayuda a difundir el mensaje y llegar a un público más amplio.

Otro ejemplo de una campaña de visibilización en las RR. SS. es *Autism Awareness Month* («Mes de Concienciación sobre el Autismo»). Durante el mes de abril, se llevan a cabo diversas actividades y eventos para concienciar sobre el autismo y recaudar fondos para la investigación y promoción de los derechos de las personas con autismo. En las RR. SS. los participantes de la campaña publican fotos y vídeos con el *hashtag* #LightItUpBlue («ilumínalo de azul»), que es el color oficial de la campaña. También se anima a los participantes a compartir historias personales sobre cómo el autismo ha afectado a sus vidas y a proporcionar información útil sobre los recursos y servicios disponibles para las personas con autismo y sus familias.

Aunque los aspectos de seguridad, privacidad y ética se tratarán de manera más detallada en otro capítulo, la relación entre los profesionales sanitarios y los pacientes no está exenta de barreras y limitaciones que se deben abordar. En primer lugar, en el intercambio de información entre profesional y paciente puede ser más difícil interpretar las emociones y el tono de voz en un mensaje de texto o correo electrónico, lo que tiene un potencial efecto en la calidad de la comunicación y la comprensión de la información. Asimismo existen brechas en el acceso a la tecnología y en la habilidad para el uso de herramientas digitales entre diferentes grupos de pacientes, lo que podría limitar la utilidad de las RR. SS. en la comunicación médico-paciente para algunas poblaciones.

Para mejorar la comunicación entre médicos y pacientes en las RR. SS. digitales, es importante seguir ciertas pautas y considerar algunos aspectos. A continuación se presentan algunas recomendaciones:

- **Establecer límites claros.** Es importante que tanto el médico como el paciente establezcan límites claros sobre el tipo de información que se compartirá en las RR. SS. Se debe evitar compartir información personal que pueda comprometer la privacidad del paciente.

- **Mantener un tono profesional.** Aunque la comunicación en las RR. SS. puede ser más informal, resulta esencial que los profesionales sanitarios mantengan un tono profesional en sus interacciones con los pacientes.

- **Fomentar la educación del paciente.** Los médicos pueden utilizar las RR. SS. para educar a los pacientes sobre su enfermedad y tratamiento. Compartir información útil y relevante puede ayudar a los pacientes a entender mejor su enfermedad y a mejorar su adherencia al tratamiento.

- **Utilizar herramientas seguras.** Es importante utilizar herramientas de comunicación seguras para proteger la privacidad del paciente y cumplir las leyes de protección de datos. Las plataformas de mensajería seguras y las aplicaciones de telemedicina son opciones viables para la comunicación en línea entre médicos y pacientes.

- **Establecer tiempos y horarios de comunicación.** Es recomendable establecer horarios y tiempos específicos para la comunicación en línea con los pacientes. Esto ayudará a evitar interrupciones innecesarias y a garantizar una comunicación efectiva.

2. El personal de enfermería y las redes sociales

El personal de enfermería desempeña un papel fundamental en la comunicación con los pacientes. Con la creciente popularidad de las RR. SS., los pacientes buscan cada vez más información sobre salud y bienestar y los enfermeros pueden prestar servicios y brindar asesoramiento a través de estas plataformas.

Las RR. SS. permiten a los enfermeros conectarse con los pacientes y sus familias de manera rápida y eficiente. Los pacientes pueden hacer preguntas y recibir respuestas en tiempo real, lo que resulta particularmente útil en situaciones de emergencia o en momentos en los que no pueden comunicarse con su proveedor de atención médica. Los enfermeros también pueden utilizar las RR. SS. para proporcionar información útil sobre la salud y el bienestar y fomentar la educación sanitaria en la comunidad.

Además, los enfermeros pueden utilizar las RR. SS. para fomentar la participación del paciente en su propio cuidado. Al animar a los pacientes a tomar un papel activo en su propia atención, contribuyen a mejorar la calidad de la atención y a incrementar la satisfacción del paciente. Las RR. SS. también sirven como una herramienta útil para la atención remota y la telemedicina, lo que puede mejorar el acceso a la atención sanitaria para los pacientes en áreas remotas o cuando se trata de personas con movilidad limitada.

Hay muchos ejemplos de acciones de enfermería en las RR. SS. A modo de resumen cabe destacar las siguientes:

- **Promoción de la vacunación.** Publican información precisa sobre la seguridad y la eficacia de las vacunas y comparten experiencias personales sobre la vacunación.

- **Educación sobre la salud.** Proporcionan información sobre la prevención de enfermedades, la gestión de enfermedades crónicas y la promoción de hábitos de vida saludables. Publican información sobre la dieta y el ejercicio, la prevención del cáncer y la diabetes y la gestión del dolor crónico.

- **Apoyo emocional y psicológico.** Publican mensajes de aliento y motivación y proporcionan información sobre la salud mental y cómo buscar ayuda si se necesita.

- **Comunicación con pacientes.** Pueden responder a preguntas, proporcionar información sobre los medicamentos y los tratamientos y ayudar a los pacientes a gestionar sus síntomas.

- **Compartición de experiencias para la formación continuada.** Pueden discutir casos, intercambiar ideas y aprender de las experiencias de otros enfermeros.

- **Participación en campañas de concienciación.** Es el caso del cáncer de mama, el VIH/sida, la salud mental y otras campañas de concienciación sobre la salud.

Algunos ejemplos de cuentas de enfermeros que cumplen estos criterios y que se pueden considerar referentes en la mejora de la relación profesional-paciente en RR. SS. son:

- **@enfermera_saturada.** Una enfermera comparte su experiencia, humor y opinión sobre el día a día de la profesión. Tiene más de trescientos mil seguidores en X y más de cien mil en Instagram. También es autora de varios libros y colabora en medios de comunicación.

- **@enfermeriaenlared.** Esta plataforma agrupa a más de doscientos enfermeros que difunden contenidos sobre salud, cuidados, investigación y formación. Tiene más de cincuenta mil seguidores en X y más de veinte mil en Instagram. También cuenta con un blog, un pódcast y un canal de YouTube.

- **@nurseandco_.** Una enfermera se dedica a la docencia y a la divulgación científica. Tiene más de cuarenta mil seguidores en X y más de diez mil en Instagram. También cuenta con un blog, un pódcast y un canal de YouTube. Su objetivo es acercar la ciencia a la sociedad y visibilizar el papel de los enfermeros.

3. Telesalud y redes sociales

La *telesalud* se define como la prestación de servicios de atención sanitaria a distancia mediante tecnologías de la información y la comunicación (TIC) como la videoconferencia, la telefonía, el correo electrónico y otras aplicaciones en línea. A través de las herramientas digitales disponibles, los procesos asistenciales ayudan a los profesionales de la salud a evaluar, diagnosticar y tratar a los pacientes sin necesidad de que se desplacen a un centro de atención médica. Sin embargo, esta posibilidad no está exenta de controversia tanto desde el punto de vista deontológico como legal.

Una de las formas en las que la telesalud y las RR. SS. pueden operar juntas es a través del uso de aplicaciones de mensajería como WhatsApp y Telegram, que facilitan la comunicación de los pacientes con sus médicos y otros profesionales de la salud de manera rápida y fácil. Por ejemplo, si un paciente tiene una pregunta sobre su medicamento, puede enviar un mensaje a su médico a través de la plataforma de mensajería en lugar de tener que esperar hasta su próxima cita. Además, los profesionales pueden enviar recordatorios de citas y de medicamentos a los pacientes, lo que serviría para mejorar la adherencia al tratamiento y reducir los costes de atención médica. En algunos casos, los pacientes envían fotos o vídeos de sus síntomas a sus médicos a través de aplicaciones de mensajería o plataformas de RR. SS. para obtener una evaluación preliminar. Esto resulta especialmente útil para pacientes que viven en áreas remotas o tienen dificultades para acceder a la atención médica.

Algunas de las limitaciones a las que se enfrentan los profesionales desde el punto de vista técnico cuando se plantea una asistencia a distancia a través de plataformas de RR. SS. son:

- **Limitaciones en la evaluación.** Dificultades para realizar una evaluación completa de la salud del paciente a través de una consulta en línea. A menudo no pueden realizar un examen físico o tener acceso a los registros médicos completos del paciente.

- **Limitaciones en la comunicación efectiva a través de una consulta en línea.** Se deben a la falta de interacción personal y la posibilidad de malinterpretaciones de la información.

- **Responsabilidad legal.** Los profesionales sanitarios pueden enfrentarse a problemas legales al brindar atención médica a través de las RR. SS., ya que puede ser difícil cumplir los requisitos legales y de responsabilidad médica.

- **Limitaciones técnicas.** Dificultan la realización de consultas médicas en línea, como problemas de conexión, restricciones de la plataforma o limitaciones en la capacidad de carga de archivos médicos.

Es importante tener en cuenta que el uso de las RR. SS. en la telemedicina debe proteger la privacidad y la seguridad del paciente. Los proveedores de atención médica deben asegurarse de que los datos del paciente estén protegidos y de que se sigan todas las regulaciones y normas de privacidad.

4
Redes sociales y salud pública

La rápida y amplia difusión de información a una audiencia amplia y diversa convierte las redes en herramientas potencialmente útiles en salud pública con varios objetivos, como sensibilizar a la población sobre temas de salud pública o promover estilos de vida saludables y mejorar la adherencia a los tratamientos. Además, las RR. SS. también pueden utilizarse para la vigilancia de enfermedades y la investigación en este ámbito.

En este capítulo se exploran los diferentes usos de las RR. SS. en salud pública, sus ventajas y desventajas, y se apuntan las implicaciones éticas y de privacidad que deben considerarse al emplear estas plataformas para fines de salud pública.

1. Vigilancia epidemiológica en las redes sociales

La vigilancia epidemiológica es una actividad fundamental en la salud pública, ya que permite la identificación temprana de enfermedades y la implementación de medidas de control y prevención efectivas. En los últimos años, los medios digitales y las RR. SS. se han convertido en una herramienta importante para la vigilancia epidemiológica (10.1146/annurev-publhealth-040119-094402) porque permiten la identificación temprana de brotes y la monitorización de la percepción y el comportamiento de la población en relación con la salud.

Una de las principales ventajas de utilizar las RR. SS. para la vigilancia epidemiológica es su capacidad para recopilar grandes cantidades de datos en tiempo real. Los usuarios de las RR. SS. comparten información sobre su ubicación, actividades diarias y síntomas de enfermedades, lo que permite la detección temprana de brotes y la identificación de patrones de comportamiento y percepción de la población. Durante los brotes de enfermedades infecciosas, resulta crucial contar con información actualizada y en tiempo real para poder evaluar la dinámica epidémica y tomar medidas efectivas de control y prevención. Sin embargo, la información recopilada a través de las instituciones de salud y las estructuras de reporte oficial puede no estar disponible durante semanas, lo que puede retrasar la evaluación epidemiológica temprana. En contraste, los datos de fuentes informales como los medios de comunicación y las RR. SS. están típicamente disponibles en tiempo real y podrían proporcionar estimaciones más tempranas de la dinámica epidémica.

Los datos de X se utilizan a menudo para identificar contenido relacionado con condiciones de salud específicas, como la gripe, a través de búsquedas de palabras clave o procesamiento de lenguaje natural. La frecuencia de las publicaciones relacionadas con una enfermedad se puede usar para modelar los niveles epidémicos. Además, la función de geolocalización de X tiene el potencial de mejorar la precisión del modelado de la propagación de enfermedades, ya que puede rastrear el movimiento geográfico humano.

Aunque X es la plataforma más empleada en la vigilancia digital, también se han utilizado otras RR. SS. Por ejemplo, se ha encontrado que los patrones de *like* en Facebook correlacionan fuertemente con una amplia gama de condiciones y comportamientos de salud. De manera similar, las líneas de tiempo de Instagram se han usado para identificar reacciones adversas a los medicamentos.

Un ejemplo de la utilización de X para la vigilancia epidemiológica se encuentra en un estudio publicado en 2012 (10.4269/ajtmh.2012.11-0597) que analizó la información compartida en X durante el brote de cólera en Haití en 2010. Los investigadores recopilaron publicaciones que contenían palabras clave relacionadas con la enfermedad y los analizaron para identificar patrones de propagación de la enfermedad. Descubrieron que las publicaciones que mencionaban la enfermedad aumentaron significativamente antes de que se anunciara el brote oficialmente, lo que sugiere que la información compartida en X podría usarse para detectar brotes de enfermedades de manera temprana.

Otro ejemplo de la utilización de X para la vigilancia epidemiológica se encuentra en un estudio publicado en 2015 (10.1016/j.ajic.2015.02.023) que analizó la información compartida en X durante el brote de Ébola en África Occidental en 2014. Los investigadores recopilaron de nuevo las publicaciones que contenían palabras clave relacionadas con la enfermedad y los analizaron para identificar patrones de propagación de la enfermedad y monitorizar la percepción de la población sobre la enfermedad. Descubrieron que las publicaciones que mencionaban la enfermedad y la percepción de la población sobre ella cambiaron significativamente durante el brote y que se podían identificar patrones en las discusiones públicas sobre la enfermedad.

En un estudio más reciente publicado en 2019, los investigadores utilizaron X para monitorear el brote de influenza en México. Recopilaron las publicaciones que contenían palabras clave relacionadas con la enfermedad y los analizaron para identificar patrones en la propagación de la enfermedad e identificar las regiones más afectadas. Los resultados mostraron que la información compartida en X podría utilizarse para identificar regiones con un mayor riesgo de propagación de la enfermedad e identificar patrones en su propagación.

Otra posible aplicación de las RR. SS. para la vigilancia epidemiológica se encuentra en la monitorización de la percepción de la población sobre la vacunación. La reticencia a la vacunación ha sido y es un problema importante en muchos países y puede ser un factor importante en la propagación de enfermedades infecciosas. Esto ha sido especialmente evidente durante la pandemia por SARS-CoV-2. Las RR. SS. permiten la monitorización de las discusiones públicas sobre la vacunación y la identificación de patrones de comportamiento y percepción de la población en relación con ella.

Sin embargo, también existen limitaciones y desafíos en la utilización de las RR. SS. para la vigilancia epidemiológica por la naturaleza del dato con el que se funciona. A modo de resumen se destacan:

- **Precisión.** Es posible que los datos recopilados a través de las RR. SS. no sean completamente precisos o representativos de la población en general, ya que la muestra es sesgada hacia los usuarios activos en estas plataformas.

- **Privacidad.** Las preocupaciones sobre la privacidad y el consentimiento informado son un problema potencial cuando se recopilan datos de las RR. SS. Es importante asegurar que se toman las medidas adecuadas para proteger la privacidad de los usuarios y obtener su consentimiento para la recopilación y el uso de sus datos.

- **Sesgo.** Las RR. SS. pueden ser propensas a sesgos como el de selección, en el que solo se recopilan datos de ciertas poblaciones o grupos, o el de respuesta, en el que solo ciertos usuarios responden a las preguntas o encuestas.

- **Análisis e interpretación de datos.** La recopilación y el análisis de datos de las RR. SS. pueden requerir una gran cantidad de tiempo y recursos para identificar patrones significativos y generar información útil. Además, la interpretación de los datos puede resultar difícil debido a la falta de contexto o la ambigüedad de los mensajes en las RR. SS.

- **Acceso a la tecnología.** No todas las regiones o los países tienen acceso a la tecnología necesaria para recopilar y analizar datos de las RR. SS. Esto puede crear desigualdades en la capacidad de diferentes regiones para monitorear y responder a las enfermedades.

- **Desigualdades en el acceso a las RR. SS.** No todas las personas tienen acceso a las RR. SS., y las personas que están en grupos socioeconómicos más bajos pueden tener menos acceso o menor uso de ellas. Esto puede sesgar los datos recopilados a través de las RR. SS. y limitar su utilidad en la vigilancia epidemiológica.

- **Falta de estandarización.** Existe una falta de estandarización en los métodos y técnicas utilizados para recopilar y analizar datos de las RR. SS. para la vigilancia epidemiológica. Esto puede dificultar la comparación de datos entre diferentes estudios o regiones.

2. Campañas de prevención y promoción de la salud en las redes sociales

Las RR. SS. digitales se han convertido en herramientas muy útiles para las campañas de prevención y promoción de la salud. En la actualidad, son una forma eficaz y rentable de llegar a un público más amplio y diverso que el que se puede alcanzar a través de los canales tradicionales de comunicación.

Una de las principales ventajas de las RR. SS. para las campañas de salud es que permiten llegar a una audiencia específica con contenido adaptado a sus necesidades. Por ejemplo, los anuncios en las RR. SS. pueden ser dirigidos a grupos de edad, sexo, ubicación geográfica o intereses específicos. De esta manera, se puede asegurar que la información sobre prevención y promoción de la salud llegue a las personas que realmente la necesitan.

Otra ventaja de las RR. SS. es que permiten la creación de comunidades en línea. Las personas pueden conectarse con otras que tengan intereses y preocupaciones similares relacionados con la salud. Estas comunidades pueden ser muy efectivas para compartir información, recursos y apoyo mutuo. Por ejemplo, una campaña de prevención del cáncer de mama podría utilizar las RR. SS. para crear una comunidad en línea donde las personas puedan compartir sus historias y apoyarse mutuamente en su lucha contra el cáncer.

Además, las RR. SS. son una forma muy efectiva de compartir información y recursos sobre la salud. Las campañas de prevención y promoción de la salud pueden usar las RR. SS. para compartir información sobre los síntomas de una enfermedad, cómo prevenirla y cómo mantener una buena salud, entre otros temas. También se pueden compartir recursos, como vídeos instructivos, guías de cuidado de la salud y enlaces a otros sitios web que proporcionen información sobre salud.

Por último, las RR. SS. también son muy efectivas para fomentar la participación de la comunidad en las campañas de salud. Las personas pueden compartir sus propias experiencias, hacer preguntas y compartir sus ideas y opiniones sobre los temas de salud. Asimismo, pueden participar en encuestas y discusiones en línea para ayudar a definir las prioridades y estrategias de la campaña.

Además de algunas iniciativas ya mencionadas (Movember), estos son algunos ejemplos de campañas de prevención y promoción de la salud que han empleado las RR. SS.:

- **#HealthySelfie.** Promovida por la Fundación del Corazón de EE. UU., anima a las personas a compartir selfis haciendo ejercicio o comiendo alimentos saludables. La campaña utiliza las RR. SS. para crear una comunidad en línea de personas comprometidas con un estilo de vida saludable y proporcionar información y recursos sobre la salud cardiovascular.

- ***Be The Match.*** Tiene como objetivo concienciar sobre la necesidad de donantes de médula ósea. Usa las RR. SS. para compartir historias de personas que necesitan un trasplante de médula ósea y animar a las personas a registrarse como donantes. También emplea las RR. SS. para proporcionar información sobre el proceso de donación y compartir historias de éxito de personas que han encontrado un donante compatible.

- **Quit Esmoquin.** Promovida por los Centros para el Control y la Prevención de Enfermedades (CDC) de EE. UU., emplea las RR. SS. para proporcionar información sobre los riesgos del tabaquismo y animar a las personas a dejar de fumar. Utiliza anuncios dirigidos en las RR. SS. para llegar a personas que fuman y proporciona recursos para ayudar a las personas a dejar de fumar.

- **#DearMe.** Promovida por YouTube, anima a las mujeres jóvenes a escribir una carta a su yo más joven. Usa las RR. SS. para fomentar la autoestima y el empoderamiento de las mujeres jóvenes y proporcionar información y recursos sobre la salud mental y el bienestar emocional.

3. Influencia de las redes sociales en la salud pública

Las RR. SS. tienen un efecto significativo en la salud pública, tanto positivo como negativo. A continuación se detallan algunos de los efectos más relevantes:

Positivos:

- **Promoción de la salud.** Las RR. SS. son una herramienta muy útil para difundir información y consejos sobre salud, así como para fomentar hábitos saludables. Por ejemplo, la cuenta de X del Centro de Control de Enfermedades de EE. UU. (@CDCgov) proporciona actualizaciones diarias sobre brotes de enfermedades, recomendaciones para viajeros y otros consejos de salud pública.

- **Comunidad y apoyo.** Las RR. SS. pueden crear comunidades de personas que comparten experiencias y se apoyan mutuamente en temas de salud. Por ejemplo, existen grupos en Facebook para pacientes con enfermedades específicas donde los participantes pueden compartir información y consejos, así como encontrar apoyo emocional.

- **Investigación y monitorización.** Las RR. SS. se han utilizado con éxito para la investigación y la monitorización de enfermedades. Por ejemplo, se han desarrollado algoritmos que analizan los patrones de actividad en X para detectar brotes de enfermedades como la gripe.

Negativos:

- **Desinformación.** Las RR. SS. pueden difundir información errónea y conspiraciones sobre la salud. Por ejemplo, se han compartido teorías de la conspiración sobre la pandemia de la COVID-19 que han llevado a la propagación de información falsa y peligrosa.

- **Ansiedad y estrés.** El uso excesivo de las RR. SS. puede tener una influencia negativa en la salud mental. La exposición constante a noticias negativas y a la presión de compararse con los demás puede generar ansiedad y estrés.

- **Sesgo de información.** Las RR. SS. pueden exacerbar este sesgo al exponer a las personas solo a puntos de vista que ya respaldan. Por ejemplo, pueden estar más propensas a seguir cuentas que refuercen sus propias opiniones, lo que puede perpetuar información falsa y polarización.

- **Adicción.** El uso excesivo de las RR. SS. puede ser adictivo, lo que puede tener consecuencias negativas en la salud mental y física. Por ejemplo, la adicción a las RR. SS. puede llevar a la desconexión social en la vida real, lo que puede tener un efecto negativo en la salud mental. Las personas que son adictas a las RR. SS. pueden experimentar ansiedad y depresión si no pueden acceder a ellas. También pueden sentirse ansiosas y deprimidas si no reciben suficiente atención o *likes* en sus publicaciones. El uso prolongado de las RR. SS. puede causar problemas físicos, como dolor de cabeza, fatiga visual y dolor de cuello.

Un problema particularmente relevante es el de la enfermedad psicógena masiva (EPM) en las RR. SS., un fenómeno psicológico y social que se produce cuando un grupo de personas que comparten algún vínculo o situación empieza a manifestar síntomas físicos y emocionales sin una causa orgánica o ambiental que los explique. Estos síntomas suelen ser variados y pueden incluir dolor de cabeza, mareo, debilidad, fatiga, sensación de asfixia y náuseas. La EPM se desencadena por un estímulo que genera estrés, miedo o ansiedad en el grupo, como un rumor, una noticia, un olor o una persona enferma. El contagio psicológico se produce por la influencia social, la sugestión y la imitación.

La EPM es un tema de interés para la psicología, la sociología y la medicina, ya que implica aspectos individuales y colectivos de la salud mental y física. Algunos factores que pueden favorecer la aparición de la EPM son el grado de cohesión del grupo, el nivel de estrés al que está sometido, la credibilidad del estímulo desencadenante y la presencia de medios de comunicación o autoridades sanitarias que refuercen la idea de una amenaza real. La EPM se ha observado en diversos contextos históricos y culturales, como escuelas, fábricas, comunidades religiosas o poblaciones enteras.

Uno de los aspectos más relevantes de la EPM es su relación con las RR. SS. Estas plataformas digitales pueden facilitar la difusión de información falsa o alarmista sobre enfermedades o riesgos sanitarios, lo que puede generar pánico colectivo y provocar síntomas psicógenos en las personas que acceden a dicha

COLECCIÓN **HEALTH TECH**

información. Las RR. SS. pueden amplificar el efecto de contagio psicológico al permitir la interacción y la identificación con otras personas que sufren los mismos síntomas, pero también pueden tener un papel positivo en la prevención y el manejo de la EPM al ofrecer fuentes de información veraz y contrastada, así como espacios de apoyo y orientación para las personas afectadas.

Un ejemplo reciente de EPM inducida a través de TikTok es el brote de síntomas similares al síndrome de Tourette que afecta a muchos adolescentes en diferentes países. Según un estudio realizado por Müller-Vahl *et al.* (https://doi.org/10.1093/brain/awab316), este fenómeno se debe a la influencia de un popular *youtuber* que muestra comportamientos funcionales exagerados que imitan los tics del síndrome de Tourette pero que no tienen una base neurológica. Los jóvenes que ven sus vídeos y los de otras personas que lo imitan desarrollan síntomas similares por sugestión sin tener un diagnóstico real de síndrome de Tourette. Los investigadores llaman a este trastorno *enfermedad inducida por las RR. SS. masivas* (MSMI) y lo consideran una forma moderna de reacción de estrés cultural que busca llamar la atención y expresar la singularidad.

4. Las redes sociales en la pandemia provocada por el SARS-CoV-2

La pandemia producida por el SARS-CoV-2 fue la primera tuiteada. De hecho, se podría considerar que es la primera sindemia híbrida: pandemia por SARS-CoV-2 e infodemia.

Desde que se declaró la pandemia por la COVID-19 el 14 de marzo de 2020, e incluso antes, las RR. SS. fueron una fuente importante de información para la población en general. Con el rápido aumento del número de casos en todo el mundo y la gran cantidad de noticias y reportes de los medios de comunicación, las RR. SS. se convirtieron en un medio clave para mantenerse informados sobre los últimos avances y noticias sobre la pandemia.

Organizaciones gubernamentales y de salud e individuos utilizaron las RR. SS., como Facebook, X e Instagram, para compartir información sobre la pandemia, lo que permitió una rápida difusión de la información y llegar a un público más amplio de lo que sería posible con los canales de comunicación tradicionales. Además, el uso de las RR. SS. hizo posible la comunicación directa entre las personas y los expertos en salud, lo que resultó especialmente útil para quienes tenían preguntas específicas o necesitaban orientación. Por ejemplo, muchos médicos y expertos en salud emplearon X para responder a preguntas en vivo y proporcionar información y consejos sobre la prevención y el tratamiento de la COVID-19.

Otro papel importante de las RR. SS. en la pandemia fue la difusión de información sobre medidas preventivas. Las publicaciones compartidas en las RR. SS. se utilizaron para educar a la población sobre la importancia de usar mascarillas, lavarse las manos y practicar el distanciamiento social, lo que ayudó a reducir la propagación del virus y a mantener a la población informada sobre los últimos avances en la investigación y los tratamientos.

Finalmente, muchas organizaciones usaron las RR. SS. para recaudar fondos y suministros médicos para apoyar a los trabajadores de la salud y a las comunidades afectadas por la pandemia.

Sin embargo, la *infodemia,* que se refiere a la propagación masiva de información falsa, inexacta o engañosa, resulta un aspecto negativo importante que pone en peligro la salud pública porque hace que sea difícil saber en quién confiar y qué información es verdadera.

Así, uno de los principales problemas de la infodemia durante la pandemia fue la propagación de información errónea sobre tratamientos y curas falsas para la COVID-19. Desde el inicio de la pandemia se compartieron muchas teorías de la conspiración y tratamientos sin evidencia científica en las RR. SS., lo que llevó a la automedicación y al riesgo de complicaciones de salud graves. Un ejemplo fue la promoción de la hidroxicloroquina como tratamiento para la COVID-19, que fue ampliamente difundida en las RR. SS. pero que finalmente la comunidad científica desacreditó.

Borges do Nascimiento *et al.* llevaron a cabo un estudio que se publicó en el *Boletín de la OMS* en 2022 en el que se comparaba y resumía la bibliografía científica sobre infodemia y la desinformación en salud. También se identificaban los desafíos y oportunidades para abordar estos temas. Los investigadores buscaron revisiones sistemáticas en MEDLINE®, Embase®, Cochrane Library of Systematic Reviews, Scopus y Epistemonikos hasta el 6 de mayo de 2022 relacionadas con la infodemia, la desinformación, la información y las noticias falsas relacionadas con la salud. Los trabajos identificados se agruparon según su similitud, y se recuperó la evidencia sobre desafíos y oportunidades. Se aplicaron la metodología AMSTAR 2 para evaluar la calidad metodológica de las revisiones y las guías GRADE *(Grading of Recommendations Assessment, Development and Evaluation)* para evaluar la calidad de la evidencia.

La búsqueda identificó 31 revisiones sistemáticas, de las cuales 17 fueron publicadas. La proporción de información falsa relacionada con la salud en las RR. SS. osciló entre el 0.2 y el 28.8 %. Las plataformas críticas para la difusión de información rápida y amplia fueron X, Facebook, YouTube e Instagram. Las consecuencias más negativas de la información falsa en salud resultaron el aumento de interpretaciones erróneas o incorrectas de la evidencia disponible, el efecto en la salud mental, la mala asignación de recursos de salud y un aumento en la reticencia a la vacunación. El incremento de la información de salud no confiable retrasó la prestación de atención y elevó la retórica odiosa y divisoria.

Pero las RR. SS. también pueden ser una herramienta útil para combatir la información falsa durante las crisis. Así, en el estudio de Borges do Nascimiento *et al.* las revisiones incluidas destacan la baja calidad de los estudios publicados durante las crisis de salud y se concluye que la evidencia disponible sugiere que las infodemias durante las emergencias de salud tienen un efecto adverso en la sociedad. Se requieren acciones multisectoriales para contrarrestar las infodemias y la información falsa en salud que incluyan el desarrollo de políticas legales, la creación y promoción de campañas de concienciación, la mejora del contenido relacionado con la salud en los medios de comunicación masiva y el aumento de la alfabetización digital y en salud de las personas.

Otro problema importante de la infodemia en las RR. SS. fue la propagación de teorías conspirativas sobre el origen del virus

SARS-CoV-2 y su propagación. Estas teorías llevaron a la estigmatización y discriminación de grupos específicos de personas, lo que resultó contraproducente para la respuesta global a la pandemia. Además, la propagación de información falsa y engañosa hizo que fuera difícil para los gobiernos y las organizaciones de salud pública comunicar información precisa y verificada a la población en general.

Hay muchos ejemplos de publicaciones peligrosas compartidas durante la pandemia por la COVID-19, como:

- **«El coronavirus es una mentira inventada por los medios de comunicación para controlar nuestras vidas y destruir la economía».** Este tipo de información es peligrosa porque promueve teorías de la conspiración y desinformación, lo que puede llevar a que las personas no tomen las medidas necesarias para protegerse a sí mismas y a los demás.

- **«No necesitas usar una mascarilla; es solo una farsa para asustarnos».** Este tipo de publicaciones pueden ser peligrosas porque las mascarillas son una herramienta importante para prevenir la propagación del virus. Promover su no utilización puede aumentar el riesgo de propagación del virus y poner en peligro la salud pública.

- **«Bebe lejía para curar el coronavirus».** Esta publicación es extremadamente peligrosa y falsa, ya que la ingesta de lejía resulta tóxica y puede causar graves daños a la salud. Compartir información errónea como esta puede poner en peligro la vida de las personas.

- **«Las pruebas de la COVID-19 son inexactas y no deberíamos confiar en ellas».** Este tipo de información puede ser peligrosa porque la realización de pruebas es una parte importante para detectar y contener la propagación del virus. Desalentar a las personas a hacerse pruebas puede llevar a una propagación sin control del virus.

La infodemia en las RR. SS. también ha llevado a la desconfianza en los expertos y las fuentes de información verificadas. La propagación de información falsa y engañosa ha conducido a muchas personas a dudar de la eficacia de las medidas preventivas y la seguridad de las vacunas, lo que ha llevado a la desinformación y al riesgo de favorecer la propagación de la enfermedad.

Como ejemplo de interés sobre la hibridación de tecnología, prevención y RR. SS. cabe destacar Radar COVID, una aplicación móvil oficial del Gobierno de España para el rastreo de contactos de personas infectadas por el coronavirus que utilizaba la tecnología desarrollada por Google y Apple para detectar mediante el Bluetooth del móvil si se había estado en contacto cercano con alguien que hubiera dado positivo por la COVID-19. La aplicación era anónima, segura, confidencial y voluntaria, y su objetivo consistía en frenar las cadenas de contagio y proteger a la población.

Las RR. SS. desempeñaron un papel importante para difundir el uso de Radar COVID entre los ciudadanos. A través de plataformas como X, Facebook o Instagram se compartieron mensajes e imágenes que explicaban el funcionamiento y los beneficios de la aplicación, así como testimonios de personas que la habían usado y habían recibido alertas de riesgo. También autoridades sanitarias, medios de comunicación e *influencers* realizaron campañas de concienciación y sensibilización. Además, se crearon *hashtags* como #YoUsoRadarCOVID o #DescargaRadarCOVID para fomentar la participación y el compromiso social. A pesar de todo, la aplicación tuvo que enfrentarse a algunos obstáculos y desafíos para lograr una implantación efectiva en todo el territorio nacional, como la falta de coordinación entre las comunidades autónomas, las dificultades técnicas para integrar la aplicación con los sistemas sanitarios, la desconfianza de algunos usuarios sobre la privacidad y la seguridad de sus datos o la desinformación y las noticias falsas que circulaban por las RR. SS. y que generaban dudas y miedo. Por todo ello, Radar COVID finalizó su actividad el 9 de octubre de 2022 tras haber alcanzado una penetración del 30 % de la población española.

5
Los pacientes en las redes sociales

En este capítulo se explora la importancia de las RR. SS. para los pacientes, incluyendo cómo estas pueden proporcionar apoyo emocional, información sanitaria y acceso a recursos. Además, se analiza cómo fomentar la participación del paciente en la toma de decisiones y mejorar la calidad de atención. También se abordan los desafíos asociados al uso de las RR. SS. para los pacientes, incluyendo la confidencialidad de la información personal y la veracidad de la información médica en línea. A través de esta exploración, se destaca la importancia de las RR. SS. en la vida de los pacientes y se resalta su potencial para mejorar la calidad de vida de las personas afectadas por enfermedades crónicas y agudas.

1. Comunidades virtuales de pacientes

Una comunidad en las RR. SS. se define como un grupo de personas que comparten intereses, valores o experiencias en común y que se reúnen en una plataforma digital para interactuar y compartir información. Estas comunidades pueden ser públicas o privadas y su funcionamiento se basa en la comunicación y la interacción entre sus miembros.

Las comunidades en las RR. SS. se construyen alrededor de temas específicos, como la salud, la tecnología, la moda, la política o el entretenimiento y suelen estar formadas por personas que tienen una conexión emocional o intelectual con el tema en cuestión que les lleva a compartir información, opiniones y experiencias con otros miembros de la comunidad.

La mayoría de las RR. SS. digitales, como Facebook, X, Instagram o Reddit, ofrecen la opción de crear grupos o comunidades para que los usuarios puedan conectarse con otros que comparten intereses similares. Los miembros de estas comunidades pueden interactuar a través de publicaciones, comentarios y mensajes privados, entre otras formas de comunicación digital.

El funcionamiento de una comunidad en las RR. SS. se basa en la interacción y la participación activa de sus miembros. En general, los usuarios comparten información, opiniones y experiencias, lo que genera conversaciones y debates dentro de la comunidad. Además, los usuarios pueden hacer preguntas, pedir consejos y ofrecer su ayuda a otros miembros que puedan estar pasando por situaciones similares.

Por lo general, las comunidades en las RR. SS. tienen un administrador o moderador que se encarga de mantener el orden y la seguridad en el grupo. Establece las normas y reglas de la comunidad y se asegura de que se respeten. También puede eliminar publicaciones o comentarios que no cumplan las normas establecidas y expulsar a usuarios que las infrinjan.

Las comunidades de pacientes han demostrado ser una herramienta valiosa para quienes buscan apoyo emocional, información y recursos médicos y las RR. SS. digitales han proporcionado una plataforma para que las personas se conecten con otras que tienen la misma afección o enfermedad. A través de grupos de Facebook, foros en línea y *hashtags* de X, los pacientes pueden unirse a comunidades en línea donde pueden compartir experiencias y obtener información sobre su afección. Estas comunidades constituyen una fuente de apoyo emocional para quienes se sienten aislados o solos en su lucha contra la enfermedad. Los pacientes pueden compartir sus historias personales, miedos y preocupaciones y obtener respuestas a preguntas que pueden hacerlos sentir incómodos si las formulan a sus médicos o que pueden ser difíciles de encontrar en otros lugares.

Además del apoyo emocional, estas comunidades suponen una fuente valiosa de información y recursos asistenciales. Los pacientes pueden compartir información sobre tratamientos, medicamentos y terapias que han encontrado útiles y proporcionar consejos sobre cómo manejar los efectos secundarios de los tratamientos y cómo cuidar de sí mismos durante la enfermedad. Asimismo, pueden compartir noticias y actualizaciones sobre investigaciones médicas y ensayos clínicos, lo que puede ayudar a otros a estar informados y a tomar decisiones informadas sobre su tratamiento.

También pueden resultar una herramienta útil para los profesionales de la salud. Cualquier profesional sanitario puede crear y/o unirse a estas comunidades para aprender más sobre las experiencias de los pacientes y obtener información sobre nuevos tratamientos y terapias. Los médicos también pueden compartir información y recursos médicos con los pacientes y las comunidades de pacientes, lo que puede ayudar a mejorar la atención médica.

Sin embargo, es importante entender sus desventajas, ya que la información compartida no siempre es precisa o confiable, de manera que puede resultar difícil separar los hechos de la ficción. También es importante comprender que las comunidades en línea no pueden reemplazar la atención médica profesional y que los pacientes deben consultar a sus médicos antes de tomar cualquier decisión sobre su tratamiento o cuidado de la salud.

Otro problema potencial con las comunidades de pacientes en línea es el riesgo de perpetuar la desinformación y los estigmas asociados a ciertas afecciones. Por ejemplo, las comunidades de pacientes pueden propagar la idea de que la depresión o la ansiedad son debilidades o defectos personales en lugar de afecciones médicas que requieren tratamiento profesional. Asimismo, puede haber comunidades en línea que promuevan tratamientos peligrosos o pseudocientíficos que pongan en riesgo la salud de los pacientes.

A continuación se exponen algunos ejemplos de comunidades de pacientes en las RR. SS.:

- **#DiabetesCommunity.** La diabetes es una enfermedad crónica que afecta a millones de personas en todo el mundo. La comunidad de diabetes en las RR. SS. utiliza este *hashtag* para conectarse y compartir información sobre tratamientos, nutrición y estilos de vida saludables. Esta comunidad también proporciona un lugar para que los pacientes compartan sus historias personales y apoyen a otros en su lucha contra la diabetes.

- **#BCSM (Breast Cancer Social Media).** La comunidad de cáncer de mama en las RR. SS. utiliza este *hashtag* para conectarse y compartir información sobre tratamientos, apoyo emocional y recursos para pacientes. Esta comunidad también tiene un chat semanal en X donde los pacientes pueden hablar sobre temas relevantes y compartir sus experiencias.

- **#CCFACommunity (Crohn's and Colitis Foundation of America).** Esta organización sin fines de lucro dedicada a ayudar a las personas con enfermedad de Crohn y colitis ulcerosa ha creado una comunidad en línea llamada CCFA Community donde los pacientes pueden conectarse y compartir sus historias, consejos y experiencias. También proporciona recursos educativos y de apoyo emocional.

- **#AutismCommunity.** La comunidad de autismo en las RR. SS. utiliza este *hashtag* para conectarse y compartir información sobre terapias, recursos y apoyo emocional. Asimismo proporciona un lugar para que los padres de niños con autismo compartan sus experiencias y consejos.

- **#MentalHealthAwareness.** La comunidad de salud mental en las RR. SS. utiliza este *hashtag* para crear conciencia sobre la salud mental y reducir el estigma asociado a las enfermedades mentales. Los pacientes pueden conectarse y compartir sus historias personales y experiencias, así como obtener recursos y apoyo emocional de la comunidad.

En España existen varias agrupaciones de pacientes muy activas en las RR. SS. que conforman sus propias comunidades virtuales y ofrecen información y apoyo a pacientes y familiares afectados por la enfermedad a la que se dedican. Sin ánimo de exhaustividad, algunas de ellas son:

- **Plataforma de Organizaciones de Pacientes (POP).** Representa a más de 26 millones de pacientes y cuenta con una gran presencia en las RR. SS. Su objetivo es defender los derechos de los pacientes y promover su participación activa en la toma de decisiones en salud.

- **Federación Española de Diabetes (FEDE).** Esta organización sin ánimo de lucro representa a las personas con diabetes en España.

- **Asociación Española Contra el Cáncer (AECC).** Trabaja para prevenir, sensibilizar y apoyar a las personas afectadas por el cáncer en España.

- **Asociación Española de Esclerosis Múltiple (AEDEM).** Representa a las personas afectadas por la esclerosis múltiple en España.

- **Confederación Española de Familias de Personas Sordas (FIAPAS).** Representa a las personas sordas y a sus familias en España. A través de sus RR. SS. ofrece información, apoyo y orientación en materia de accesibilidad y derechos de las personas sordas.

- **Asociación Española de Fibrosis Quística (AEFQ).** Representa a las personas afectadas por la fibrosis quística en España.

- **Asociación Española de Afectados por Linfoma, Mieloma y Leucemia (AEAL).** Representa a las personas afectadas por linfoma, mieloma y leucemia en España.

2. Empoderamiento del paciente a través de las redes sociales

La toma de conciencia por parte de las personas que sufren una enfermedad sobre su propia condición y su participación en la toma de decisiones conducen a su empoderamiento. Este es un proceso en el que asumen un papel activo en sus cuidados y en la toma de decisiones relacionadas con su bienestar. Esto significa que los pacientes verdaderamente tienen acceso a información, recursos y herramientas que les permiten comprender mejor su condición de salud y participar en la toma de decisiones que les importan.

El empoderamiento de los pacientes también ofrece beneficios para los proveedores de atención sanitaria, ya que sirve para mejorar la calidad de la atención al involucrarles en su propia atención y fomentar una mejor comunicación con los proveedores sanitarios.

Dos métricas clave para incorporar al paciente y su perspectiva al proceso asistencial son las medidas de resultados reportados por los pacientes (*Patient Reported Outcome Measures* [PROM]) y las medidas de experiencia reportadas por los pacientes (*Patient Reported Experience Measures* [PREM]).

Las PROM, que se utilizan para evaluar la salud y el bienestar de los pacientes, se obtienen directamente de ellos mediante encuestas o cuestionarios y proporcionan información sobre cómo se sienten en relación con su salud, sus síntomas y la efectividad de los tratamientos que reciben. Se trata de medidas importantes porque permiten que los pacientes expresen su perspectiva única y personal sobre su estado de salud y los efectos de las intervenciones sanitarias. También pueden usarlas los proveedores de asistencia y los investigadores para evaluar la calidad de la atención y el efecto de los tratamientos.

Las PREM se emplean para evaluar la calidad de la atención sanitaria desde la perspectiva del paciente. Se obtienen a través de encuestas o cuestionarios que preguntan a los pacientes sobre su experiencia en áreas como la comunicación con los proveedores de atención médica, la accesibilidad de los servicios de atención médica, la coordinación de la atención, la participación del paciente en la toma de decisiones y la satisfacción general con la atención recibida. Son importantes porque permiten que los pacientes compartan su opinión y su experiencia sobre la atención médica recibida, lo que puede ayudar a los proveedores de atención médica a identificar áreas en las que se necesita mejorar la calidad de la atención y a mejorar la satisfacción del paciente.

Hay ejemplos de PROM y PREM medidas en RR. SS. Por ejemplo, en el campo de la salud mental, las RR. SS. son útiles para reportar síntomas y calidad de vida en tiempo real, lo que puede proporcionar información valiosa para los profesionales de la salud. También se han empleado encuestas en las redes para medir la satisfacción de los pacientes con los servicios de atención médica y obtener comentarios sobre la calidad de la atención.

Rothman *et al.* reportaron los resultados de un panel diseñado para abrir un diálogo entre patrocinadores farmacéuticos, revisores reguladores y otros interesados en relación con el uso de las RR. SS. para recopilar datos que respalden la validez de las PROM en el contexto del etiquetado de productos médicos. Llegando a la conclusión de que el uso de las RR. SS. para recopilar evidencia de la validez del contenido tiene mucho potencial.

En un estudio recientemente publicado Stemmer *et al.* propusieron un marco para identificar a pacientes con enfermedad inflamatoria intestinal (EII) en X y aprender de sus experiencias personales con el fin de entender mejor su condición y mejorar su bienestar. En la primera etapa del estudio se utilizó un método de aprendizaje automático que combina el análisis de RR. SS. y el procesamiento del lenguaje natural para clasificar automáticamente a los usuarios como pacientes o no. Se consideraron tres tipos de características: el comportamiento del usuario en X, el contenido de sus publicaciones y la estructura social de su red. Se comparó el rendimiento de varios algoritmos de clasificación dentro de dos enfoques de clasificación. En la segunda etapa, se empleó un clasificador de la primera etapa para recopilar las publicaciones de los pacientes que describen los diferentes estilos de vida que adoptan para lidiar con su enfermedad.

A través del análisis de sentimientos de las entidades utilizando el servicio de IBM Watson, se calculó el sentimiento promedio de 420 palabras relacionadas con el estilo de vida que los pacientes con EII utilizan para describir su rutina diaria. Quedó demostrado que ambos enfoques de clasificación tuvieron resultados prometedores: aunque el de nivel de publicación evidenció una tasa de precisión ligeramente mayor, el de nivel de usuario mostró una mejor tasa de recuperación y un área bajo la curva (ROC), que representa la probabilidad de que el resultado del ensayo para un caso positivo elegido aleatoriamente supere el resultado para un caso negativo elegido aleatoriamente, significativamente mejor. El análisis de sentimientos de las publicaciones escritas por pacientes con EII identificó estilos de vida frecuentemente mencionados y su influencia en su bienestar. Los hallazgos refuerzan lo que se sabe sobre la nutrición adecuada para la EII, ya que varios alimentos conocidos por causar inflamación se señalaron en un contexto negativo, mientras que las actividades relajantes y los alimentos antiinflamatorios surgieron en un contexto positivo.

3. Limitaciones y riesgos de la información para el paciente en las redes sociales

A pesar de los beneficios y el potencial que tienen las RR. SS. en el empoderamiento de los pacientes, también existen limitaciones y riesgos asociados al uso de la información en las RR. SS. para pacientes:

- **Lo que se comparte no siempre es preciso o confiable.** Los pacientes pueden encontrar información contradictoria o errónea, lo que conduciría a decisiones médicas inapropiadas o peligrosas. Además, la información en las RR. SS. resulta potencialmente desvirtuable por intereses comerciales o políticos, lo que pondría en cuestión la objetividad y la precisión de la información presentada. Este es, sin duda, uno de los problemas más prevalentes, y existen muchos ejemplos, entre los que destacan:

  o Curas milagrosas. En las RR. SS. a menudo se comparten supuestos remedios caseros y curas milagrosas que prometen curar todo, desde el cáncer hasta el acné. Estos remedios no están respaldados por la ciencia y algunos pueden incluso ser peligrosos para la salud.

  o Diagnósticos falsos. Es común que la gente en las RR. SS. haga suposiciones o sugiera diagnósticos basados en síntomas o fotografías. Sin embargo, son a menudo incorrectos y pueden llevar a una atención médica inadecuada.

  o Teorías de la conspiración. En los últimos años ha habido varias relacionadas con la salud que se han compartido en las RR. SS. Suelen ser falsas y pueden poner en peligro la salud pública.

  o Publicidad engañosa. En las RR. SS. se pueden encontrar anuncios de productos que prometen curar enfermedades o mejorar la salud, pero muchos no están respaldados por la ciencia y pueden ser ineficaces, cuando no directamente peligrosos.

  o Consejos de salud peligrosos. A menudo se comparten consejos directamente dañinos, como el uso de productos químicos para blanquear los dientes o la eliminación de verrugas con herramientas peligrosas. Estos consejos pueden causar daño físico real.

- **Los contenidos compartidos pueden no ser relevantes o adecuados para las necesidades de un paciente específico.** Cada paciente es único y tiene unas necesidades de salud individuales. La información general compartida en las RR. SS. puede no ser aplicable a la situación médica de un paciente e incluso resultar perjudicial para su salud.

- **La información compartida en las redes puede infringir la privacidad y confidencialidad de los pacientes.** Estos pueden compartir información personal y médica en las RR. SS. sin darse cuenta de las consecuencias potenciales. La información médica personal pueden utilizarla indebidamente terceros, lo que puede poner en riesgo la privacidad y la confidencialidad del paciente.

- **La cantidad de información puede ser abrumadora para los pacientes.** Esto puede dificultar la selección de la información relevante y útil. Además, la información en las RR. SS. puede ser difícil de entender o aplicar en la vida real.

- **Las RR. SS. pueden tener un efecto negativo en la salud mental de los pacientes.** Estos pueden estar expuestos a información médica alarmante o estresante en las RR. SS., lo que puede aumentar su ansiedad y estrés. Por ejemplo:

  ○ Comentarios alarmantes sobre los efectos secundarios de los medicamentos. Si un paciente los ve, puede aumentar su ansiedad y preocupación por los efectos secundarios del medicamento.

  ○ Comentarios negativos sobre los tratamientos médicos. Si un paciente ve comentarios negativos sobre un tratamiento médico que está considerando, puede aumentar su ansiedad y preocupación acerca de si es adecuado para él.

  ○ Noticias sobre enfermedades graves o pandemias. Si un paciente las ve, pueden incrementarse su ansiedad y su preocupación acerca de su propia salud o de la de sus seres queridos.

○ Discusiones sobre diagnósticos complicados o enfermedades raras. Si un paciente las ve, puede aumentar su ansiedad y preocupación acerca de su propio diagnóstico o enfermedad.

Además, los pacientes pueden sentirse aislados o comparados con otros que parecen estar en mejores condiciones, lo que puede afectar a su autoestima y a su salud mental en general.

Cuadro 5.1 Representación artística del uso de redes para acceder a contenidos médicos

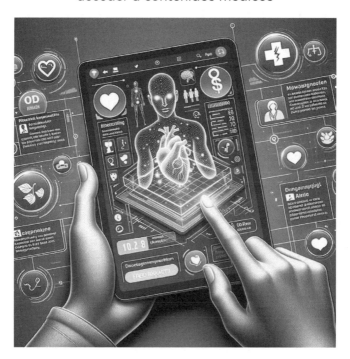

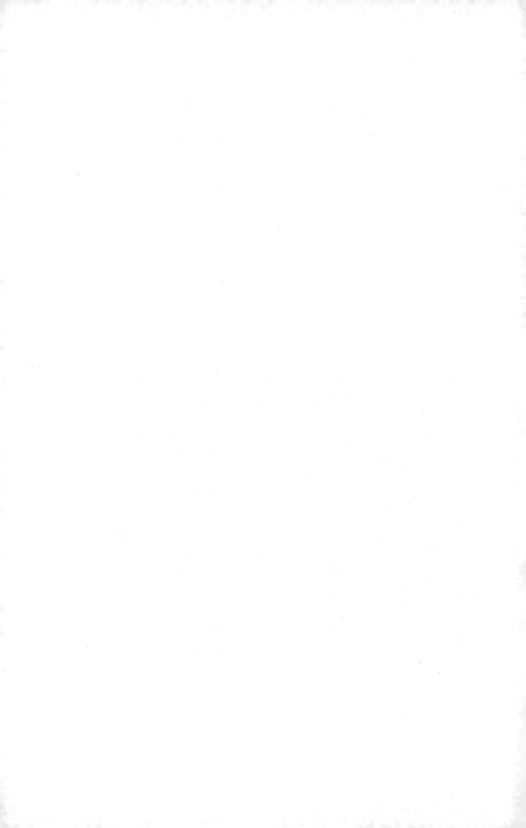

6
Uso de las redes sociales en la educación de los profesionales y en su carrera profesional

La formación de los profesionales sanitarios es un proceso continuo que resulta fundamental para asegurar la mejor atención posible a los pacientes. Con su amplio alcance y capacidad de conectar a profesionales, residentes y estudiantes de todo el mundo, las RR. SS. pueden proporcionar una fuente inagotable de información y conocimiento. Además, su uso permite a los profesionales de la salud conectarse con colegas y expertos en sus campos para discutir casos, intercambiar ideas y colaborar en investigaciones. Sin embargo, y al igual que en otras áreas, también plantean desafíos para la preservación de la privacidad y la confidencialidad de los pacientes y la calidad y veracidad de la información y para mitigar su potencial para la difusión de información errónea o peligrosa.

En este capítulo se explora el uso de las redes en la formación sanitaria, analizando tanto las oportunidades como los desafíos. También se discuten las mejores prácticas y directrices para garantizar el uso ético y efectivo de las RR. SS. en la formación sanitaria.

1. Teorías educativas y redes sociales

El uso de las RR. SS. en la educación médica se fundamenta en un marco construido a partir de dos teorías principales: el conectivismo y las comunidades de práctica. Estas teorías sostienen que el aprendizaje ocurre a través de la formación de redes y comunidades en línea que facilitan una mayor y mejor transferencia de conocimientos y recursos entre los usuarios conectados.

El conectivismo es una teoría que postula que las redes son la base del aprendizaje y, en el caso del mundo digital, se construyen a través de la tecnología. En este contexto, las interacciones en línea aumentan la cantidad de conexiones entre los usuarios, lo que resulta en una mayor oportunidad para la transferencia de conocimientos. Además, las redes pueden exponer a los estudiantes a perspectivas diversas, lo que fomenta el pensamiento crítico y el examen de su propio conocimiento. La formación de comunidades de aprendizaje en línea con intereses comunes es una aplicación práctica del conectivismo en la educación sanitaria.

Un ejemplo de cómo se ha aplicado la teoría del conectivismo a la educación médica utilizando RR. SS. es a través del empleo de plataformas como X durante congresos y cursos científicos. Los organizadores de estos eventos pueden crear *hashtags* específicos para el evento, lo que permite que los asistentes publiquen y compartan información en tiempo real. Los participantes pueden conectarse con otros profesionales de la salud, intercambiar conocimientos y recursos y hacer preguntas en tiempo real a los ponentes. A continuación se listan algunos de los congresos con mayor repercusión en X.

Tabla 6.1 *Hashtags* de congresos médicos de alto impacto en la red social X

Hashtag	Congreso
#ASCO1	American Society of Clinical Oncology Annual Meeting
#ESMO19	European Society of Medical Oncology Congress
#ECR2019	European Congress of Radiology
#AHA19	American Heart Association Scientific Sessions
#ACC19	American College of Cardiology Annual Scientific Session
#ASH18	American Society of Hematology Annual Meeting
#ENDO2019	Endocrine Society Annual Meeting
#ACR19	American College of Rheumatology Annual Meeting
#IDWeek2018	Infectious Diseases Week
#TCT2019	Transcatheter Cardiovascular Therapeutics Conference
#ASH19	American Society of Hematology Annual Meeting
#ACC18	American College of Cardiology Annual Scientific Session
#ESMO18	European Society of Medical Oncology Congress
#ACR18	American College of Rheumatology Annual Meeting
#CROI2019	Conference on Retroviruses and Opportunistic Infections

Hashtag	Congreso
#EBMT2019	European Society for Blood and Marrow Transplantation
#ERS2019	European Respiratory Society International Congress
#EASD2018	European Association for the Study of Diabetes Meeting
#ASCO18	American Society of Clinical Oncology Annual Meeting
#APA2019	American Psychiatric Association Annual Meeting
#AAIC19	Alzheimer's Association International Conference

Por otro lado, como se mencionó con anterioridad, las comunidades de práctica describen la colaboración entre individuos con un dominio de interés común para aprender o completar una tarea. En este enfoque se fomenta la responsabilidad social para que los estudiantes desempeñen un papel central en la comunidad de aprendizaje. Esto es diferente a los entornos educativos, en los que la transmisión de conocimientos es unidireccional, de educador a estudiante. Por ejemplo, los estudiantes de medicina pueden aprender habilidades prácticas durante sus rotaciones en hospitales, donde la práctica en situaciones reales es clave.

Un ejemplo de una comunidad quirúrgica global creada alrededor de un *hashtag* en redes es #SoMe4Surgery. Desde su lanzamiento a finales de julio de 2018 en X, el *hashtag* se utiliza comúnmente en plataformas de RR. SS. como X e Instagram y se asocia a discusiones en línea, conferencias y eventos educativos relacionados con la cirugía. Un primer análisis publicado en 2020 por Grossman *et al.* en *BMJ Innovations* sugería que la creación de una comunidad quirúrgica en línea fuertemente conectada aplanaba la jerarquía de las relaciones sociales profesionales, con una mayor participación en las conversaciones tanto de cirujanos como de otros profesionales de la salud, investigadores y pacientes. Este estudio demostraba que la utilización de las RR. SS. podía servir como una herramienta útil para crear comunidades en línea en torno a temas específicos, lo que podría mejorar la colaboración y la comunicación entre los profesionales de la salud.

El efecto en ciertas regiones ha sido extraordinario, como en América Latina. Las RR. SS. y las comunidades en línea como @CirBosque y #SoMe4Surgery han permitido a los cirujanos latinoamericanos tener acceso a una amplia gama de recursos educativos y a un intercambio de conocimientos sin precedentes. Estas plataformas han permitido que los profesionales compartan sus experiencias y los detalles de sus técnicas quirúrgicas con colegas de todo el mundo, lo que ha mejorado la calidad de la práctica quirúrgica en la región y ha acelerado el proceso de aprendizaje en la comunidad quirúrgica. Sin duda, las RR. SS. y las comunidades en línea seguirán desempeñando un papel cada vez más importante en la formación quirúrgica en América Latina y en todo el mundo.

Como parte de entornos sociales, se han desarrollado aplicaciones móviles y juegos serios que pueden ayudar a los sanitarios a mejorar sus habilidades psicomotoras y cognitivas. Estas herramientas son cada vez más populares en el ámbito de la formación médica y están diseñadas para que las empleen tanto estudiantes de medicina como profesionales en ejercicio.

Entre las aplicaciones móviles más populares se encuentran las que simulan procedimientos quirúrgicos, como Touch Surgery y VR Surgical, que permiten a los usuarios practicar técnicas quirúrgicas en un entorno seguro y controlado, sin riesgo de dañar a los pacientes. Además, suelen incluir vídeos, animaciones y otros materiales de formación que pueden ayudar a los usuarios a comprender mejor los procedimientos quirúrgicos. Otra aplicación interesante es SimSurg, que cubre una amplia gama de procedimientos quirúrgicos, desde simples procedimientos laparoscópicos hasta cirugías más complejas, como el trasplante de órganos. Los usuarios pueden practicar la técnica quirúrgica en una variedad de escenarios y entornos virtuales, lo que les posibilita mejorar sus habilidades y técnicas antes de realizar una cirugía real en pacientes. Esta aplicación también incluye herramientas de seguimiento del progreso y retroalimentación en tiempo real para ayudar a los usuarios a evaluar su desempeño y a mejorar sus habilidades quirúrgicas.

La utilización de las aplicaciones antes mencionadas en entornos de red social es un modelo con gran potencial para la mejora del entrenamiento de residentes que deben formarse en procedimientos quirúrgicos de gran complejidad. Estas aplicaciones permiten acceder a contenidos sobre técnicas y casos clínicos, así como compartir experiencias y conocimientos con otros residentes y expertos de diferentes hospitales y países. Además, facilitan el registro y la evaluación de la actividad formativa mediante el uso de bases de datos compartidas y escalas de autonomía, proveyéndoles con retroalimentación sobre su desempeño. De esta forma, se contribuye a una formación más eficiente, actualizada y adaptada a las necesidades de cada residente.

Otras herramientas populares son los juegos serios, diseñados para ser entretenidos y educativos al mismo tiempo. Uno de los ejemplos más conocidos es *Prognosis,* que incluye casos clínicos y preguntas de opción múltiple que ayudan a los usuarios a mejorar sus habilidades de diagnóstico y toma de decisiones clínicas. Otro es *Surgery Squad (surgerysquad.com),* que simula diferentes procedimientos quirúrgicos y permite a los usuarios practicar técnicas quirúrgicas en un entorno virtual.

Asimismo, existen aplicaciones que pueden ayudar a los sanitarios a mejorar sus habilidades cognitivas, como Peak y Lumosity, que incluyen juegos y ejercicios diseñados para mejorar la memoria, la atención y la capacidad de resolución de problemas de los usuarios. Estas habilidades son fundamentales para el éxito de la práctica y pueden ayudar a los sanitarios a tomar decisiones clínicas.

Sin embargo, a pesar de los beneficios potenciales de las RR. SS. en la educación médica, también existen riesgos y limitaciones. La información no confiable o incorrecta puede ser compartida en línea, lo que puede confundir a los estudiantes y perjudicar su aprendizaje. Además, estos pueden estar expuestos a información médica alarmante o estresante, lo que puede aumentar su ansiedad y estrés. Pero existen varias estrategias para combatir estos inconvenientes:

- Fomentar el pensamiento crítico entre los estudiantes para que puedan evaluar de manera efectiva la información que encuentran en línea. Han de ser conscientes de que no toda la información en línea es confiable. Los docentes tienen que capacitarles para identificar las fuentes confiables y evaluar la calidad y confiabilidad de los contenidos en los medios digitales.

- Proporcionar a los estudiantes pautas claras sobre el uso de las redes y las fuentes de información en línea. Los educadores médicos pueden establecer una lista de fuentes confiables y alentar a los estudiantes a verificar la información antes de compartirla.

- Ser educados en la responsabilidad de compartir información sanitaria, además de ser activos al compartir sus experiencias y conocimientos en línea. A veces es necesario que consulten con sus profesores o supervisores antes de compartir información médica en línea.

- Proporcionar recursos y apoyo para ayudar a los estudiantes a manejar el estrés y la ansiedad asociados a la exposición a información médica alarmante o estresante. Hay que animar a los estudiantes a buscar apoyo de sus compañeros, profesores o servicios de salud mental si es necesario.

- Tomar medidas para proteger la privacidad y la confidencialidad de los pacientes en línea. Todo usuario debe ser informado y educado sobre las implicaciones éticas y legales de compartir información sensible en línea y se han de proporcionar pautas claras sobre cómo proteger la privacidad y la confidencialidad de los pacientes en línea.

2. Contenido, formato y herramientas para la formación en las redes sociales

En los últimos años las RR. SS. han evolucionado de ser una plataforma para compartir fotos y mantenerse en contacto con amigos y familiares a convertirse en una herramienta valiosa para la educación y el intercambio de conocimientos. En particular, se han convertido en una fuente importante de contenido formativo para los profesionales sanitarios.

A continuación se analiza el formato de los contenidos formativos que se utilizan en las RR. SS. para sanitarios:

- **Texto.** Es el más común en los contenidos formativos en las RR. SS. para sanitarios. Los profesionales pueden compartir información, como hallazgos de estudios, recomendaciones de guías clínicas o comentarios sobre la práctica clínica en un formato de texto breve. Este formato sirve para presentar una idea general y, en algunos casos, incluir un enlace a una fuente más detallada. Además, el uso de *hashtags* permite categorizar el contenido y hacer que sea más fácil de encontrar.

- **Enlaces a artículos.** Representan otro formato común utilizado en las RR. SS. para compartir enlaces a artículos científicos o noticias relacionadas con la salud y la medicina. Este formato es útil ya que da acceso a información adicional y actualizada. Además, muchos artículos científicos están detrás de una barrera de pago, por lo que compartir enlaces a artículos gratuitos *(open access)* puede ser una buena práctica para fomentar el acceso a la información en áreas de menos recursos.

- **Fotografías.** Se han hecho populares para difundir los contenidos formativos en las redes de sanitarios. Permiten mostrar imágenes de enfermedades, síntomas o procedimientos. Junto con las infografías resultan útiles para captar la atención del público y hacer que la información resulte más accesible.

- **Encuestas.** Suponen otro formato muy popular entre los sanitarios en las RR. SS. Se utilizan para obtener la opinión sobre temas de interés, como la efectividad de una intervención o los riesgos de un nuevo medicamento. Constituyen una forma versátil de recopilar información de manera rápida y fácil y de orientar en la toma de decisiones clínicas. En X se pueden emplear para evaluar el conocimiento previo de los participantes, verificar la comprensión después de una presentación o como una forma interactiva de presentar información. Por ejemplo, en un congreso médico difundido digitalmente, una encuesta previa al inicio de una sesión sirve para evaluar el nivel de conocimiento básico de los asistentes sobre un tema específico. Luego, después de la sesión, se puede realizar otra encuesta para medir la comprensión y el nivel de aprendizaje obtenido durante la sesión. Las encuestas también se usan para estimular la discusión y la colaboración entre los participantes. Por ejemplo, mediante preguntas abiertas se solicita a los asistentes que den su opinión, lo que genera un diálogo enriquecedor y útil. Además, sirven para recopilar datos sobre las necesidades de formación de los profesionales sanitarios, lo que ayuda a los organizadores de cursos y conferencias a diseñar programas más efectivos y personalizados.

- **Vídeos.** Son probablemente el formato de contenido más efectivo para llegar a los profesionales sanitarios en las RR. SS. Presentan información de una manera más visual y atractiva, lo que aumenta la comprensión y retención de la información. Especialmente en el ámbito quirúrgico, las pequeñas piezas de vídeo son primordialmente utilizadas para mostrar procedimientos o técnicas que son difíciles de explicar en un formato de texto o imagen. Los vídeos formativos para profesionales sanitarios en las RR. SS. deben ser breves, concisos y claros y presentar información relevante y útil para el público objetivo de manera fácil de entender. Además, hay que evitar términos técnicos complejos que puedan confundir al destinatario.

Algunas recomendaciones para la creación de vídeos formativos en las RR. SS. incluyen:

○ **Duración.** Los vídeos deben ser cortos (5-7 min). Esto asegura que el contenido se pueda ver de forma rápida y fácil, lo que aumenta la probabilidad de que los profesionales sanitarios vean todo el vídeo y recuerden la información clave.

○ **Formato.** Tiene que ser atractivo y fácil de ver. Se aconseja utilizar un formato horizontal para que los vídeos se puedan ver bien en dispositivos móviles y de escritorio.

○ **Contenido.** Debe ser relevante para los profesionales sanitarios y presentarse de manera clara y concisa. Se recomienda dividirlo en segmentos más pequeños para que los destinatarios puedan enfocarse en un tema específico y retener la información de manera más efectiva.

○ **Calidad.** Resulta muy importante para mantener el interés del destinatario. Los vídeos deben grabarse con buena iluminación y una calidad de audio clara para que se pueda escuchar perfectamente.

○ **Interactividad.** Los clips pueden incluir elementos interactivos para mantener el interés del destinatario y mejorar la retención de la información, como preguntas o encuestas interactivas para involucrarlo y asegurarse de que esté aprendiendo el contenido.

○ **Infografías** *(visual abstracts)*. Son relativamente nuevas en las RR. SS. para sanitarios. Pueden proporcionar una visión general de un tema de salud y explicar conceptos complejos de una manera fácil de entender. Se trata de imágenes que resumen un estudio científico en una sola diapositiva con el objetivo de comunicar los hallazgos clave de una manera más atractiva y accesible. Constituyen una forma útil de resumir información científica de manera rápida y fácil de entender. Suelen tener un diseño visual atractivo y se enfocan en presentar de manera clara y concisa los hallazgos más importantes del estudio o investigación, incluyendo datos, gráficos y tablas. A menudo están acompañadas de un breve resumen o una explicación del estudio en cuestión para proporcionar contexto adicional. Su creación puede ser un proceso complejo, ya que requiere combinar la información científica con el diseño gráfico y la comunicación efectiva. Sin embargo, existen herramientas y recursos en línea para ayudar a los profesionales de la salud a crear infografías efectivas y atractivas.

- **Pódcast.** Se trata de archivos de audio que se pueden descargar o escuchar en línea y que suelen tener un formato de programa de radio o de entrevista. Se han convertido en una herramienta de comunicación muy popular en los últimos años y también pueden tener una utilidad educativa en el ámbito sanitario. Ofrecen una solución a los problemas de acceso a contenidos de calidad de algunos profesionales (falta de tiempo, escasez de recursos o distancia geográfica) ya que permiten acceder a contenidos formativos de manera flexible, cómoda y gratuita. Se pueden escuchar en cualquier momento y lugar desde el ordenador, el teléfono móvil o el reproductor de mp3. Además, pueden adaptarse a las necesidades y los intereses de cada profesional porque abordan temas muy diversos y especializados dentro del ámbito sanitario.

  Algunos ejemplos de pódcast que pueden ser útiles para la formación de profesionales sanitarios son:

  o **AFP American Family Physician.** Se centra en la atención primaria y la medicina familiar, cubriendo una amplia variedad de temas de salud.

  o **NEJM This Week.** Pódcast semanal del *New England Journal of Medicine* que resume los artículos más destacados de la semana en la revista.

○ **JAMA Clinical Reviews.** Cubre temas clínicos importantes, con una revisión exhaustiva de la bibliografía médica relevante.

○ **Enfermería 2.0.** Explora las nuevas tecnologías aplicadas a la enfermería, como la teleasistencia, la simulación clínica o las RR. SS.

○ **Pediatría Basada en Pruebas.** Analiza la evidencia científica sobre temas relevantes para la pediatría, como el manejo del dolor, la vacunación o el desarrollo infantil.

○ **Bioética y Derecho.** Trata cuestiones éticas y legales que afectan a la práctica sanitaria, como el consentimiento informado, la confidencialidad o las decisiones anticipadas.

• *Video streaming.* Este formato se ha vuelto muy popular en las RR. SS. para sanitarios. Permite a los profesionales transmitir presentaciones, discusiones o demostraciones en tiempo real. Es útil para la educación médica continua y la transmisión de conferencias y eventos médicos en línea.

• **Tuitchats y tuitoriales.** Se utilizan en la plataforma de X para la educación médica:

○ **Tuitchats.** Son discusiones sobre un tema específico utilizando un *hashtag* concreto. Un moderador plantea unas preguntas relacionadas con un tema determinado y los participantes responden utilizando el *hashtag* específico del chat. El uso del *hashtag* hace posible que las respuestas de los participantes se agrupen y puedan ser seguidas por todos los interesados en el chat. Suelen durar 1 h y pueden contar con la participación de expertos en el tema, quienes pueden proporcionar información adicional y responder a preguntas de los participantes. Además, este formato ofrece la oportunidad de que los profesionales sanitarios se conecten entre sí, compartan sus experiencias y aprendan de sus colegas. Algunos ejemplos de tuitchats enfocados en temas de salud son: #hcsm *(healthcare social media),* #meded *(medical education),* #hcldr *(healthcare leadership)* y #hcsmeu *(healthcare social media Europe).*

○ **Tuitoriales.** Son hilos (cadenas de publicaciones conectadas) que proporcionan información detallada sobre un tema específico. A diferencia de los tuitchats, no están limitados por el tiempo y se pueden desarrollar a lo largo de varios días o semanas. Puede crearlos cualquier persona, incluyendo profesionales de la salud, y se han utilizado para compartir información y educación médica en línea. Los autores de tuitoriales suelen dividir el contenido en una serie de publicaciones, cada uno centrado en un aspecto específico del tema. Son útiles para transmitir información de manera clara y concisa. El formato de publicación corta obliga a los autores a resumir y simplificar la información, lo que puede hacer que el contenido resulte más fácil de entender para el destinatario. Además, el uso de imágenes y gráficos puede ayudar a ilustrar conceptos complejos. Algunos ejemplos de tuitoriales en el ámbito de la medicina incluyen explicaciones de enfermedades específicas, descripciones de técnicas quirúrgicas y discusiones sobre terapias farmacológicas. También se han empleado para discutir temas más amplios, como políticas de salud pública y ética médica.

• *Journal Clubs.* Han surgido en X en los últimos años como una alternativa innovadora y popular que aprovecha las ventajas de las RR. SS. para ampliar el alcance y el impacto de los artículos científicos. Se trata de eventos en línea realizados periódicamente utilizando un *hashtag* específico para identificar y seguir la conversación. Los participantes pueden leer el artículo seleccionado previamente y compartir sus comentarios, preguntas, críticas y reflexiones con otros usuarios de todo el mundo.

Tienen varios beneficios, como:

○ Facilitar el acceso a la información científica actualizada y relevante para los sanitarios.

○ Fomentar el desarrollo de habilidades de lectura crítica y análisis estadístico.

○ Promover la interacción y el intercambio de conocimientos entre profesionales de diferentes disciplinas, especialidades, niveles de experiencia y países.

○ Generar una revisión pospublicación abierta, transparente y archivable que puede complementar la revisión por pares tradicional.

○ Estimular el interés por la investigación y la difusión de los resultados.

Son ejemplos de *Journal Clubs* exitosos: NephJC (nefrología), MedRadJournalClub (radiología médica) y NeurocritCare (neurocríticos). Suelen tener una organización similar, que consiste en:

○ Elegir un artículo reciente y relevante para el campo de interés, preferiblemente de acceso abierto o con permiso del editor para compartirlo.

○ Anunciar el artículo y la fecha del evento con antelación en X y otras RR. SS. invitando a la participación.

○ Preparar una guía con preguntas orientadoras para facilitar la discusión.

○ Moderar el evento en tiempo real durante 1 o 2 h siguiendo el *hashtag* asignado y estimulando la participación.

○ Resumir y sintetizar los puntos clave de la discusión, así como las conclusiones e implicaciones para la práctica clínica.

○ Archivar y difundir el resumen y las estadísticas del evento, así como agradecer a los participantes y al autor del artículo.

En resumen, son una forma novedosa y efectiva de mantenerse al día con la bibliografía científica, mejorar las competencias profesionales y crear una comunidad de aprendizaje colaborativo entre los sanitarios. Por ello, se recomienda a los interesados que se animen a participar o a crear su propio *Journal Club* en X siguiendo las pautas y los ejemplos disponibles.

• **Seminarios web *(webinars)*.** Se han vuelto muy populares en las RR. SS. para sanitarios. Se trata de seminarios en línea que permiten a los profesionales de la salud asistir a presentaciones en vivo y hacer preguntas a los expertos en un tema específico. Son una forma útil de proporcionar educación médica continua y de promover la discusión y el intercambio de ideas entre los profesionales de la salud. Normalmente se transmiten en directo a través de plataformas específicas, como Zoom, Webex o Google Meet, pero también se pueden hacer a través de Instagram.

3. Plataformas para la formación

El surgimiento de diversas plataformas de formación médica en línea que se basan en el concepto de comunidad y red social ha permitido a los profesionales de la salud adquirir nuevas habilidades y mantenerse actualizados en sus campos de una manera más accesible y conveniente.

La disponibilidad de estas plataformas ha posibilitado a los médicos de todo el mundo conectarse y colaborar en línea, lo que ha llevado a una mayor comprensión y al avance en los conocimientos médicos. Algunas de las plataformas más populares que ofrecen a los profesionales de la salud la oportunidad de compartir imágenes y discutir casos clínicos, compartir conocimientos y colaborar en proyectos de investigación son:

- Figure1 (app.figure1.com)
- SERMO (sermo.com)
- DailyRounds (dailyrounds.org)
- MedShr (en.medshr.net).

Además, existen dos plataformas de formación quirúrgica en línea populares: AIS Channel (aischannel.com) y WebSurg (websurg.com), que ofrecen cursos en línea en vivo y vídeos educativos sobre técnicas quirúrgicas. También cuentan con una comunidad global de cirujanos que pueden colaborar y compartir sus conocimientos a través de la plataforma.

4. Desarrollo de la carrera profesional

La conexión con otros usuarios dentro del mismo campo de interés y la consecuente construcción de redes de significado es una forma prevalente de construcción de la identidad digital. Los profesionales de la salud se pueden unir a grupos y comunidades en línea relacionados con áreas específicas o temas de interés de su especialidad. Estos grupos y comunidades proporcionan una valiosa oportunidad para interactuar, compartir conocimientos y experiencias y hacer conexiones importantes que pueden ayudar en la progresión de su carrera.

X es un ejemplo de la creación de un movimiento para el avance profesional de las mujeres. La campaña #ILookLikeASurgeon, que se inició en 2015, ha gozado de un gran éxito en la promoción de la diversidad en la cirugía y en el fomento de la visibilización de grupos infrarrepresentados en la profesión. Esta campaña comenzó cuando la Dra. Heather Logghe, cirujana en Carolina del Norte, publicó una foto de sí misma con el *hashtag* #ILookLikeASurgeon que la mostraba con bata quirúrgica y guantes, sonriendo, preparada para llevar a cabo una intervención quirúrgica.

El *hashtag* se convirtió rápidamente en una tendencia en X, y cirujanos de todo el mundo, hombres y mujeres, empezaron a publicar fotos de sí mismos con el *hashtag* #ILookLikeASurgeon. La campaña se convirtió en una forma para que las cirujanas se sintieran visibles y representadas y los pacientes y estudiantes de medicina vieran la diversidad en la profesión.

Ha tenido una influencia significativa en la cirugía y en la medicina en general: ha ayudado a combatir los estereotipos de sexo y raza en la cirugía (que históricamente ha sido una profesión dominada por hombres blancos), dado visibilidad a los cirujanos de diferentes orígenes étnicos y culturales y demostrado que la cirugía es una carrera abierta para todos. También ha ayudado a fomentar la mentorización y la cohesión. Los cirujanos que participaron en esta campaña reportaron que habían aumentado sus lazos con otros cirujanos con quienes compartían sus experiencias y desafíos. La campaña ha ayudado a construir una comunidad en línea de cirujanos que se apoyan e inspiran mutuamente.

Otro efecto importante de esta campaña ha sido su influencia en la educación médica porque ha fomentado la diversidad en los programas de formación de cirugía, lo que ha llevado a una mayor inclusión y representación de grupos subrepresentados. Los estudiantes de medicina y los residentes se sintieron atraídos por las historias y experiencias compartidas; percibieron la campaña como una herramienta útil para incrementar su confianza y motivación para ser cirujanos.

Los profesionales sanitarios también se sirven de las redes para avanzar en sus carreras a través de la creación y compartición de contenido relevante, se trate de artículos, informes de investigación u otros recursos relevantes para su campo en sus perfiles de RR. SS. Al hacerlo, pueden incrementar su visibilidad y credibilidad en el campo de la medicina, lo que puede conducir a oportunidades de colaboración y crecimiento profesional. Sin ánimo de exhaustividad, a continuación se enumeran algunos ejemplos en Estados Unidos y España:

- **Dr. Mike Varshavski (@doctor.mike).** Médico de familia y personalidad de las RR. SS., se le conoce por su contenido educativo sobre la salud y la medicina. Tiene millones de seguidores en Instagram y YouTube. Utiliza sus plataformas para desmentir mitos de salud, hablar sobre noticias médicas y compartir consejos para llevar una vida saludable.

- **Dra. Esther Choo (@choo_ek).** Médica de emergencias y profesora de la Facultad de Medicina de OHSU, es conocida por su activismo en favor de la equidad en la atención médica y la igualdad de género en la medicina. Es una usuaria frecuente de X, donde comparte información y opiniones sobre estos temas y otros relacionados con la salud pública.

- **Dr. Kevin Pho (@kevinmd).** Médico de atención primaria y fundador de KevinMD.com, es una de las voces más influyentes en las RR. SS. cuando se trata de la atención médica y la práctica clínica. En su sitio web y en sus perfiles de RR. SS. comparte artículos y opiniones de expertos en atención médica, así como historias de pacientes y médicos.

- **Dra. Nicole Baldwin (@doctor.nicole).** Pediatra y defensora de la vacunación, se la conoce por su contenido sobre la importancia de las vacunas y la desinformación que rodea la vacunación. Es una usuaria frecuente de Instagram y TikTok, donde utiliza humor y educación para abordar estos temas.

- **Dr. Zubin Damania (@zdoggmd).** Médico de atención hospitalaria y fundador de ZDoggMD Industries, es conocido por su contenido sobre la atención y la cultura médicas. En sus vídeos y publicaciones en las RR. SS. emplea el humor y la sátira para abordar temas como la salud pública, la política de salud y el bienestar de los médicos.

- **Dra. Lucía Galán Bertrand (@luciagalanth).** Conocida como *Lucía, mi pediatra,* es pediatra, escritora y divulgadora.

Comparte contenido sobre la salud infantil y familiar a través de sus libros, blog y RR. SS. Ha conseguido conectar con una audiencia amplia y ayudar a padres y madres a entender mejor la salud de sus hijos.

- **Dra. Marta Mendiola (@martamendiola).** Ginecóloga y obstetra, utiliza las RR. SS. para informar sobre la salud femenina, desmontar mitos sobre la menstruación y la menopausia y concienciar sobre la importancia de los controles ginecológicos y la prevención de enfermedades.

- **Dr. Antonio Escribano (@AEscribano).** Médico deportivo y divulgador, es conocido por su presencia en medios de comunicación y en las RR. SS., donde comparte información sobre la salud y el deporte, así como por su papel como médico del equipo ciclista Movistar.

- **Nuria Roura (@nuriaroura).** Especialista en nutrición y alimentación saludable, usa las RR. SS. para compartir consejos, recetas y recomendaciones para llevar una dieta equilibrada y saludable y para desmontar mitos sobre la alimentación.

- **Juan Revenga (@juan_revenga).** Dietista-nutricionista y profesor universitario, utiliza las RR. SS. para divulgar información sobre nutrición y desmontar bulos y mitos relacionados con la alimentación.

- **Carmen Gloria Benavides (@carmengloriabe).** Enfermera y activista en defensa de los derechos sexuales y reproductivos, a través de las RR. SS. comparte información sobre la salud sexual y reproductiva, la violencia de género y otros temas relacionados con la igualdad de género.

- **Laura Rojas-Marcos (@laurarmarcos).** Psicóloga clínica y divulgadora, usa las RR. SS. para hablar sobre salud mental y compartir consejos y estrategias para cuidar la mente y el bienestar emocional, así como para desmontar mitos y estigmas en torno a la salud mental.

Los anteriormente nombrados pueden considerarse, entre otros, *influencers* en el sector salud. El *influencer* sanitario tiene la capacidad de influir en las opiniones, las actitudes y los comportamientos de su audiencia a través de su presencia en las RR. SS. Por lo general, se considera un *influencer* sanitario al profesional que tiene una audiencia considerable en las RR. SS. y es capaz de generar un efecto positivo en la salud de las personas a través de la información y de los consejos que comparte. Es importante destacar que, para ser un *influencer* sanitario en las RR. SS., hay que contar con credibilidad y autoridad en el campo de la salud, sea a través de una formación académica sólida, experiencia profesional o reconocimientos en el sector. Asimismo, se debe mantener un discurso ético y responsable en el contenido, evitando promover tratamientos o productos sin evidencia científica o que puedan poner en riesgo la salud de los seguidores.

Las RR. SS. también pueden ser una herramienta valiosa para la educación médica continua. Los profesionales de la salud pueden seguir cuentas y páginas de RR. SS. de organizaciones médicas y universidades para mantenerse actualizados sobre las últimas tendencias y los avances en su campo. Además, muchas organizaciones médicas y universidades ofrecen cursos y eventos en línea a los que se puede acceder a través de las RR. SS. Esto puede permitir a los profesionales sanitarios obtener créditos de educación médica continua mientras se mantienen actualizados sobre los desarrollos más recientes en su campo.

Sin embargo, los profesionales de la salud han de tener en cuenta algunos riesgos y limitaciones asociados al uso de las redes para avanzar en sus carreras. La información no confiable o incorrecta es un problema común, lo que puede confundirlos y perjudicar su aprendizaje. Además, pueden estar expuestos a información médica alarmante, lo que puede aumentar sus niveles de ansiedad y estrés. Es importante que los profesionales sanitarios verifiquen la calidad de la información que se comparte en las RR. SS. digitales antes de aceptarla como verdadera.

Además, los profesionales sanitarios tienen que ser conscientes de su imagen en línea y de cómo puede afectar a su carrera. Las publicaciones inapropiadas o controvertidas en las RR. SS. pueden tener consecuencias negativas para la carrera de un profesional sanitario, incluso si no están directamente relacionadas con su trabajo. Por tanto, es importante que los profesionales sanitarios sean conscientes de lo que publican en línea y cómo lo perciben los demás.

Cuadro 6.1 Representación artística de una nube de *hashtags* de congresos médicos

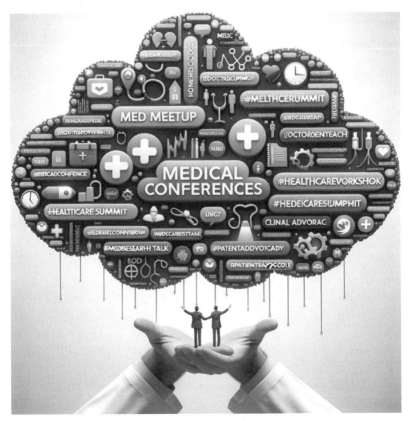

7
Investigación y gestión del conocimiento en las redes sociales

La capacidad de compartir información instantáneamente por canales digitales ha tenido una influencia significativa en la investigación biomédica y en la gestión del conocimiento. Desde la promoción de la participación y la colaboración en estudios multicéntricos hasta la captación de participantes para ensayos clínicos, las RR. SS. ofrecen oportunidades únicas para la investigación. Además, la difusión de los resultados a través de estas plataformas tiene un efecto destacable en la salud pública y en la toma de decisiones clínicas.

En este capítulo se explora cómo las RR. SS. están cambiando la forma en la que se realiza la investigación biomédica y cómo se puede transformar la gestión del conocimiento.

1. Investigación colaborativa y redes sociales

La investigación colaborativa se basa en la idea de que el conocimiento se construye de forma colectiva y participativa a partir de las experiencias, los saberes y las necesidades de los diferentes sujetos implicados en un problema o una situación. Esta forma de investigación busca generar soluciones innovadoras y pertinentes para los contextos y las comunidades donde se desarrolla, así como fortalecer las capacidades y las relaciones entre los participantes. Algunos de los beneficios de la investigación colaborativa son: el aumento de la calidad y la validez externa de los resultados, la mejora de la difusión y el efecto de los hallazgos, la creación de redes y alianzas estratégicas y el fomento de la democracia y la ciudadanía científica.

Las RR. SS. pueden ser un recurso valioso para facilitar el diseño y la implementación de estudios de investigación colaborativa, ya que ofrecen diversas ventajas y posibilidades para los investigadores y los colaboradores, como:

- Ampliación del alcance y la diversidad de los participantes al permitir el acceso a personas y grupos que se encuentran en diferentes lugares geográficos, culturales o sociales.

- Facilitación de la comunicación y la coordinación entre los miembros del equipo de investigación y los colaboradores al facilitar canales rápidos, eficientes y flexibles para el intercambio de información, opiniones, dudas o sugerencias.

- Promoción del aprendizaje colaborativo y la construcción colectiva del conocimiento al posibilitar el uso de herramientas como foros, blogs, wikis o pódcast, que favorecen la reflexión crítica, el debate, la retroalimentación y la creación de contenidos compartidos.

- Generación de espacios de participación e implicación activa de los colaboradores en las distintas fases del proceso investigativo al brindar oportunidades para expresar sus necesidades, intereses, expectativas o preocupaciones, así como para aportar sus conocimientos, experiencias o recursos.

- Difusión y aprovechamiento de los resultados de la investigación al facilitar su publicación y divulgación en formatos accesibles y atractivos para los diferentes públicos, así como su aplicación y transferencia a otros contextos o situaciones.

No obstante, el uso de plataformas para el diseño y la implementación de estudios de investigación colaborativa también implica algunos retos y limitaciones que los investigadores deben considerar. Algunos son:

- Selección adecuada de las RR. SS. más apropiadas para los objetivos y las características del estudio, así como para las preferencias y las competencias digitales de los participantes.

- Definición clara de las normas y los criterios éticos que han de regir el uso de las RR. SS. en el contexto investigativo, como el respeto a la privacidad, la confidencialidad, el consentimiento informado o la autoría.

- Gestión eficaz del tiempo y de los recursos necesarios para el mantenimiento y la dinamización de las RR. SS. durante todo el desarrollo del estudio, así como para el seguimiento y la evaluación de su efecto.

- Atención a las posibles dificultades o a los conflictos que puedan surgir en la interacción entre los participantes a través de las RR. SS., como la falta de confianza, la desmotivación, el malentendido o la confrontación.

Durante la reciente pandemia por SARS-CoV-2, con la urgente necesidad de respuestas ante una gran incertidumbre, los estudios colaborativos atrajeron gran interés. Entre ellos, cabe destacar la colaboración @CovidSurg, plataforma de estudios que tiene como objetivo explorar la influencia de la COVID-19 en los pacientes y los servicios quirúrgicos. Se trata de una iniciativa internacional que involucra a cirujanos y anestesistas de más de ochenta países. Para llevar a cabo sus investigaciones, la colaboración @CovidSurg se ha servido de las RR. SS. como herramientas de comunicación, difusión y reclutamiento.

Las RR. SS. han permitido a la colaboración @CovidSurg alcanzar a un gran número de profesionales sanitarios interesados en participar en sus estudios. A través de plataformas como X, Facebook o LinkedIn, ha compartido información sobre sus objetivos, metodología y resultados, así como invitaciones a unirse a la comunidad. Además, usó las RR. SS. para organizar *webinars* y eventos virtuales donde se han presentado y discutido los hallazgos de sus investigaciones.

Por otro lado, estos canales sirvieron para la difusión de los resultados de la colaboración @CovidSurg a la comunidad científica y al público general. La colaboración @CovidSurg ha publicado varios artículos en revistas de alto impacto, como *The Lancet, Journal of Clinical Oncology* o *BJS,* donde ha mostrado el efecto negativo de la COVID-19 en la mortalidad y las complicaciones pulmonares postoperatorias, así como la influencia de la pandemia en la cancelación y el retraso de las cirugías electivas y oncológicas. Estos artículos se han difundido ampliamente y comentado en las RR. SS., generando un gran interés y debate. Asimismo, la colaboración @CovidSurg ha creado recursos informativos dirigidos a los pacientes donde se explican los riesgos y beneficios de la cirugía durante la pandemia.

2. Reclutamiento de pacientes para ensayos clínicos

Los ensayos clínicos son estudios que evalúan la eficacia y seguridad de nuevos tratamientos o intervenciones en seres humanos. Para realizarlos, se necesita contar con un número suficiente de participantes que los criterios de inclusión y exclusión establecidos por los investigadores. Sin embargo, el reclutamiento de pacientes es uno de los principales retos y una limitación de los ensayos clínicos, pues implica dificultades como la falta de información, el desconocimiento, el miedo, la desconfianza, la distancia geográfica o la escasez de recursos.

Existen diferentes tipos de RR. SS. que se pueden utilizar para el reclutamiento en ensayos clínicos, según su finalidad y su público objetivo. Algunos ejemplos son:

- **RR. SS. generales (como Facebook, X o Instagram).** Tienen una gran audiencia y permiten difundir los anuncios a través de publicaciones, *hashtags* o anuncios pagados.

- **RR. SS. especializadas, también llamadas *RR. SS. de investigación* (como LinkedIn, ResearchGate, Academia.edu, Mendeley o Google Académico).** Están enfocadas a profesionales e investigadores del ámbito sanitario y académico y facilitan el contacto con colegas y expertos.

- **RR. SS. de pacientes (como PatientsLikeMe, RareConnect o Inspire).** Están diseñadas para conectar a personas que padecen una misma enfermedad o condición y ofrecen información y recursos sobre los ensayos clínicos relacionados.

- **RR. SS. de ensayos clínicos (como Antidote, CenterWatch o ClinicalTrials.gov).** Son plataformas específicas para buscar y encontrar ensayos clínicos en función de diferentes criterios, como la localización, la patología o el tratamiento.

En este contexto, las RR. SS. pueden ofrecer una alternativa innovadora y eficaz para facilitar el reclutamiento de pacientes para ensayos clínicos. Algunas de las ventajas que presentan son las siguientes:

- Permiten llegar a un público más amplio y diverso, especialmente a los grupos que suelen estar infrarrepresentados o excluidos en los ensayos clínicos, como las mujeres, los niños, los ancianos o las minorías étnicas.

- Facilitan la difusión y el acceso a la información sobre los ensayos clínicos disponibles, sus objetivos, sus beneficios y sus riesgos, lo que puede aumentar el interés y la motivación de los potenciales participantes.

- Favorecen la comunicación directa y bidireccional entre los investigadores y los pacientes, lo que puede mejorar la confianza, la adherencia y el seguimiento de los ensayos clínicos.

- Posibilitan la creación de comunidades o grupos de apoyo entre los pacientes que participan o han participado en ensayos clínicos, lo que puede mejorar su bienestar emocional y su calidad de vida.

No obstante, el uso de las RR. SS. para el reclutamiento de pacientes para ensayos clínicos también implica desafíos y riesgos que deben considerarse y minimizarse. Algunos son los siguientes:

- **Sesgos en la selección y representatividad de los participantes.** No todos los pacientes tienen acceso o utilizan las RR. SS. de la misma forma o con la misma frecuencia.

- **Compromiso de la privacidad y la confidencialidad de los datos personales y médicos de los participantes.** Las RR. SS. pueden ser vulnerables a ataques informáticos o a usos indebidos por parte de terceros.

- **Difusión de información falsa, engañosa o no contrastada sobre los ensayos clínicos.** Esto puede generar confusión, desinformación o expectativas irreales entre los potenciales participantes.

- **Afectación del consentimiento informado y la autonomía de los participantes.** Las RR. SS. pueden ejercer una influencia social o una presión grupal sobre las decisiones individuales.

Por todo ello, el uso de las RR. SS. para el reclutamiento de pacientes para ensayos clínicos requiere una regulación ética y legal adecuada que garantice el respeto a los principios y normas que rigen la investigación biomédica. Asimismo, se necesita una formación e información adecuadas tanto para los investigadores como para los pacientes sobre las ventajas y desventajas del empleo de las RR. SS. en este ámbito. Finalmente, se requiere una evaluación continua y rigurosa del efecto y de la efectividad del uso de las RR. SS. para el reclutamiento de pacientes para ensayos clínicos.

3. Difusión de la investigación: nuevas plataformas

Las RR. SS., tanto generales como especializadas, han supuesto una revolución en la forma de comunicar y compartir los resultados de la investigación científica. Estas plataformas ofrecen ventajas, como la visibilidad, la colaboración, el acceso al texto completo y el impacto de las publicaciones, pero también implican retos, como el respeto a los derechos de autor, la permanencia y la actualización de los contenidos.

Las RR. SS. generales permiten difundir la investigación a un público amplio y diverso, generar interés y debate sobre los temas científicos y acercar la ciencia a la sociedad, pero no están diseñadas específicamente para el ámbito académico y pueden presentar limitaciones en cuanto a la calidad, la credibilidad y la verificación de la información.

Las RR. SS. especializadas se centran en el ámbito científico y facilitan la creación de perfiles académicos, el intercambio de publicaciones, el contacto con otros investigadores y la obtención de métricas propias. Posibilitan la creación de comunidades de investigadores con intereses afines, ayudan a fomentar la ciencia colaborativa y aumentan la reputación y la influencia de los autores y de sus trabajos.

Además de las RR. SS. generales y especializadas, existen otras plataformas que también contribuyen a la difusión de la investigación científica, como los blogs, los pódcast, los repositorios o las revistas de acceso abierto, que complementan las RR. SS. y ofrecen otras formas de comunicar y compartir el conocimiento científico. Un ejemplo es la BJS Academy (@BJSAcademy), un recurso educativo en línea que apoya el desarrollo profesional de los cirujanos actuales y futuros en todo el mundo mediante la promoción de la investigación y la colaboración.

BJS Academy forma parte de la actividad benéfica de la Sociedad Británica de Cirugía (BJS Society), que también posee y publica dos revistas quirúrgicas, *BJS* y *BJS Open*. BJS Academy se compone de cinco secciones: Educación quirúrgica continua, Young BJS, Cutting edge, Scientific surgery y Surgical news. Cada sección ofrece una variedad de contenidos de calidad sobre las ciencias quirúrgicas y el aprendizaje, como resúmenes de avances en diversas subespecialidades, comentarios y opiniones sobre artículos publicados, proyectos de investigación quirúrgica, pódcast sobre temas de interés y noticias relevantes para los cirujanos y el público en general. Además, BJS Academy colabora con la Universidad de Edimburgo para ofrecer cursos quirúrgicos certificados en línea a través del Instituto BJS (si deseas saber más sobre BJS Academy, puedes visitar su sitio web, www.bjsacademy.com, o seguirla en las RR. SS.).

4. Alcance de la difusión

Desde el punto de vista individual, ¿hasta dónde alcanza el poder de difusión de la ciencia por parte de los investigadores en las RR. SS.? ¿Cuál es su audiencia?

Como contestación a estas preguntas hay un interesante estudio publicado por Coté y Darling en *FACETS* donde analizaron a los seguidores de X de más de cien profesores de ecología y biología evolutiva y encontraron que eran, en promedio, predominantemente (~55 %) otros científicos. Sin embargo, más allá de un umbral de alrededor de mil seguidores, el rango de tipos de seguidores se volvió más diverso e incluyó organizaciones de investigación y educación, medios de comunicación, miembros del público sin asociación declarada con la ciencia y un pequeño número de tomadores de decisiones. Este público variado, a su vez, era seguido por más personas, lo que resultaba en un aumento exponencial del alcance de los medios sociales de los científicos académicos que también publicaban. Por tanto, publicar tiene el potencial de difundir la información científica ampliamente después de los esfuerzos iniciales para ganar seguidores. La conclusión era que los resultados obtenidos deberían alentar a los científicos a invertir en construir su presencia en las RR. SS. para la divulgación científica.

Un investigador que desea llegar a la mayor cantidad de audiencia en las RR. SS. debe tener en cuenta varios factores que influyen en la difusión y el impacto de su trabajo, como:

- **Tipo de contenido que comparte.** Debe ser relevante, actualizado, riguroso y accesible para su público objetivo y evitar el uso de jerga técnica o académica que pueda dificultar la comprensión o el interés de los usuarios. También ha de procurar ofrecer una visión equilibrada y crítica de su campo de estudio, sin caer en el sesgo o la desinformación.

- **Formato que utiliza.** Tiene que adaptarse al medio y al mensaje que quiere transmitir. Debe aprovechar las ventajas de cada plataforma, como el uso de imágenes, vídeos, infografías, pódcast o enlaces a fuentes externas. Ha de cuidar la calidad y la estética de sus materiales, así como la ortografía y la gramática de sus textos. También debe tener en cuenta las limitaciones de cada plataforma, como el número de caracteres, el tiempo de reproducción o el algoritmo que determina la visibilidad de sus publicaciones.

- **Frecuencia con la que publica.** Tiene que ser constante y coherente con su ritmo y su agenda de trabajo. Debe evitar saturar a su audiencia con demasiadas publicaciones o dejarla sin novedades durante largos períodos. Ha de establecer un calendario editorial que le permita planificar y programar sus contenidos con anticipación. También debe estar atento a las tendencias y los acontecimientos que puedan generar oportunidades o desafíos para su comunicación.

- **Interacción con su comunidad.** Debe ser activa y respetuosa y responder a los comentarios, preguntas y sugerencias que reciba de sus seguidores, así como agradecer y reconocer sus aportes. Tiene que fomentar el debate y el diálogo constructivo entre sus usuarios, así como moderar y denunciar los comportamientos inapropiados o abusivos. También ha de colaborar y establecer alianzas con otros investigadores o instituciones que compartan sus intereses u objetivos.

- **Reputación que construye.** Ha de ser sólida y confiable. Debe demostrar su autoridad y credibilidad como investigador, así como su compromiso y responsabilidad social. También debe cuidar su imagen personal y profesional, así como su privacidad y seguridad digital.

5. Difusión de la investigación por parte de revistas en las redes sociales

Las plataformas digitales permiten a las publicaciones ampliar su alcance, interactuar con sus lectores y autores y mejorar su impacto e influencia en el campo de la salud. Aquí se analiza el uso de las RR. SS. por parte de las revistas científicas biomédicas y sanitarias, sus ventajas y desventajas y las estrategias para optimizar su presencia en la web 2.0.

El empleo de las RR. SS. por parte de las revistas científicas biomédicas y sanitarias tiene múltiples beneficios:

- Permite aumentar la visibilidad y el acceso a los artículos publicados, lo que puede traducirse en un mayor número de lecturas, citas y descargas. Según un estudio realizado en revistas médicas, las publicaciones que usan las RR. SS. para promover sus artículos mejoran su factor de impacto, comparado con las que no lo hacen.

• Facilita la interacción y la retroalimentación con los lectores y autores. Esto puede mejorar la calidad y la relevancia de los contenidos, así como fomentar la fidelización y el reconocimiento de la marca.

• Contribuye a la divulgación y transferencia del conocimiento científico a la sociedad, especialmente a los profesionales de la salud y a los pacientes. Esto puede tener una influencia positiva en la prevención, el diagnóstico y el tratamiento de las enfermedades.

Sin embargo, el uso de las RR. SS. también implica algunos retos y riesgos para las revistas científicas biomédicas y sanitarias:

• Requiere una inversión de tiempo y recursos para crear y mantener una estrategia de comunicación efectiva y adaptada a cada plataforma. Esto implica definir los objetivos, el público, el tono, el formato y la frecuencia de las publicaciones, así como monitorizar los resultados y su impacto.

• Implica una exposición a posibles críticas, comentarios negativos o informaciones falsas o sesgadas que puedan dañar la reputación o la credibilidad de la revista o de los autores. Esto requiere una gestión adecuada de la moderación, la transparencia y la ética en las RR. SS.

• Supone una competencia con otras fuentes de información o entretenimiento que puedan captar la atención o el interés de los usuarios. Esto precisa una diferenciación y una innovación constante para ofrecer contenidos atractivos, relevantes y de calidad.

Resumidamente, las RR. SS. constituyen una oportunidad para las revistas científicas biomédicas y sanitarias para ampliar su alcance e impacto en el campo de la salud, pero también implican desafíos y riesgos que deben considerarse y gestionarse adecuadamente. Para ello, es necesario contar con una estrategia de comunicación bien definida y adaptada a cada plataforma, así como con un equipo humano capacitado y comprometido con los objetivos y valores de la revista.

A continuación se presentan algunos ejemplos de cómo estas revistas utilizan las RR. SS.:

- *New England Journal of Medicine.* Tiene cuentas en X (@NEJM), Facebook (@nejm), Instagram (@nejm) y You-Tube (NEJMvideo), donde comparte resúmenes de artículos, vídeos educativos, pódcast, infografías, imágenes clínicas y casos interactivos. También tiene un blog (blogs.nejm.org) donde publica comentarios y opiniones de expertos sobre temas médicos relevantes. Además, cuenta con una revista especializada en inteligencia artificial (IA) en medicina (@NEJM_AI).

- *Lancet.* Tiene cuentas en X (@TheLancet), Facebook (@The-Lancet), Instagram (@thelancetofficial) y YouTube (TheLancetTV), donde comparte noticias, artículos, editoriales, pódcast, vídeos e imágenes relacionados con la salud global, la investigación médica y la política sanitaria. También tiene varias revistas especializadas con sus propias cuentas de RR. SS., como *Lancet Oncology* (@TheLancetOncol), *Lancet Neurology* (@TheLancetNeurol) o *Lancet Psychiatry* (@TheLancetPsych).

- *Gastroenterology.* Tiene cuentas en X (@GastroJournal) y Facebook (@GastroJournal), donde comparte artículos originales, revisiones, editoriales, imágenes clínicas y casos interesantes sobre gastroenterología y hepatología. También cuenta con un pódcast (GastroPodcast) donde entrevista a autores y expertos sobre temas relevantes para la especialidad.

- *Annals of Surgery.* Tiene cuentas en X (@AnnalsofSurgery) y Facebook (@AnnalsofSurgery), donde comparte artículos destacados, comentarios, vídeos e imágenes sobre cirugía general y especializada. También cuenta con un blog (annalsofsurgery.wordpress.com) donde publica opiniones y reflexiones sobre la práctica quirúrgica.

- **BJS.** Tiene cuentas en X (@BJSurgery) y Facebook (@BJ-Surgery), donde comparte artículos de alto impacto, pódcast, vídeos e imágenes sobre cirugía. También tuvo una aplicación móvil (BJS app) donde se podía acceder a los contenidos de la revista de forma interactiva y personalizada, pero se abandonó por su limitado uso.

6. Gestión del conocimiento en salud

Se refiere a la generación, el modelado, el intercambio, el uso y la traducción de conocimientos para mejorar la calidad de la atención médica y manejar mejor los problemas médicos y de salud. El objetivo de la gestión del conocimiento en salud consiste en proporcionar, difundir y entregar conocimientos a los profesionales médicos, pacientes e individuos en el momento y el lugar adecuados. En realidad, busca utilizar soluciones apropiadas basadas en la integración de TIC y flujos de trabajo en salud para mejorar la calidad y aumentar la eficiencia y la mejor efectividad de la prestación de la atención médica.

Se trata de un proceso continuo y sistemático que implica la identificación, la captura, la organización, el almacenamiento, la recuperación, la transferencia y la aplicación de conocimientos en salud. Este proceso involucra una amplia gama de actividades, desde la creación de nuevos conocimientos a través de la investigación y la innovación hasta la traducción y la aplicación de conocimientos existentes en la práctica clínica. En el ámbito de la salud es importante porque permite a los profesionales médicos y a los pacientes acceder a la información correcta y actualizada en el momento adecuado. Esto ayuda a mejorar la calidad de la atención médica y a tomar decisiones informadas sobre el cuidado de la salud.

La gestión del conocimiento en salud también puede ayudar a mejorar la eficiencia y la efectividad de la atención médica. Al tener acceso a la información correcta y actualizada, los profesionales médicos pueden tomar decisiones más informadas y reducir los errores médicos. Además, esta gestión puede ayudar a identificar las mejores prácticas y a compartir conocimientos y experiencias entre los profesionales médicos, lo que puede mejorar la calidad de la atención médica.

Las TIC desempeñan un papel importante en la gestión del conocimiento en salud. Los sistemas de información y las herramientas de tecnología de la información pueden utilizarse para capturar, almacenar, organizar y recuperar información en salud. Los sistemas de información también pueden emplearse para compartir información y conocimientos entre los profesionales médicos y mejorar la colaboración y la comunicación entre los miembros del equipo de atención médica.

Algunas experiencias de éxito de plataformas de gestión del conocimiento sanitario que involucran a las RR. SS. son:

- **ResearchGate.** Red social académica que conecta a más de veinte millones de científicos e investigadores de todo el mundo. Permite publicar artículos, hacer preguntas, seguir temas y a personas y acceder a recursos científicos.

- **Academia.edu.** Plataforma que permite a los académicos subir sus trabajos, seguir las investigaciones de otros y recibir comentarios y estadísticas sobre su impacto.

- **Mendeley.** Herramienta de gestión de referencias y red social académica que ayuda a los investigadores a organizar sus documentos, colaborar con otros y descubrir nuevas publicaciones.

- **My Science Work.** Plataforma que ofrece acceso a más de noventa millones de artículos científicos y permite a los usuarios crear perfiles profesionales, interactuar con otros miembros y difundir sus trabajos.

8
El sistema nacional de salud en las redes sociales

En este capítulo se analizan la presencia del Sistema Nacional de Salud (SNS) en las principales RR. SS. (Facebook, X, Instagram, YouTube y LinkedIn) y los objetivos, las estrategias, los contenidos y los indicadores de seguimiento y evaluación que utiliza. También se presentan algunos ejemplos de buenas prácticas y se identifican los retos y las oportunidades que plantean las RR. SS. para el SNS en el futuro.

1. Ministerio de Sanidad

En España tiene una presencia activa en las RR. SS., donde comparte información sobre sus actividades, campañas y servicios. Algunas de las RR. SS. en las que tiene un perfil oficial son:

- **X: @sanidadgob.** Es la cuenta principal del Ministerio de Sanidad, donde se publican noticias, datos, vídeos y otros contenidos relacionados con la salud pública, la vacunación, los trasplantes, la sanidad exterior y otros temas de interés. Tiene más de 698 000 seguidores y se actualiza a diario.

- **Facebook: Ministerio de Sanidad.** Es la página oficial en Facebook, donde se comparten contenidos similares a los de X, pero con un mayor espacio para la interacción con los usuarios. Tiene más de 87 000 seguidores y se actualiza varias veces por semana.

- **YouTube: Ministerio de Sanidad.** Es el canal oficial en YouTube, donde se suben vídeos institucionales, informativos y educativos sobre diferentes aspectos de la salud y el sistema sanitario. Tiene más de 13 000 suscriptores y se actualiza con frecuencia.

- **Instagram: @sanidadgob.** Es la cuenta oficial en Instagram, donde se publican imágenes y *stories* sobre las actividades del ministerio, las campañas de prevención y promoción de la salud, los testimonios de profesionales y pacientes y otros contenidos visuales. Tiene más de 38 000 seguidores y se actualiza regularmente.

El Ministerio de Sanidad también tiene presencia en otras RR. SS., como LinkedIn, Flickr o Telegram, donde ofrece información específica para diferentes públicos y formatos. Además, colabora con otras entidades e instituciones en las RR. SS. para difundir mensajes de salud pública y combatir la desinformación y las malas prácticas. El Ministerio de Sanidad utiliza las RR. SS. como un canal de comunicación directo con la ciudadanía, donde ofrece información veraz, actualizada y accesible sobre temas relevantes para la salud individual y colectiva.

2. Sistemas sanitarios autonómicos

La presencia en las RR. SS. de los sistemas sanitarios autonómicos es muy variable, tanto en el número de plataformas utilizadas como en el grado de actividad e interacción con los usuarios. Según un estudio realizado por la agencia Social Health, solo 10 de las 17 comunidades autónomas tienen cuentas oficiales en X, Facebook o Instagram relacionadas con la salud: Andalucía, Aragón, Asturias, Baleares, Canarias, Cantabria, Cataluña, Comunidad Valenciana, Extremadura y Madrid. Las otras siete comunidades (Castilla-La Mancha, Castilla y León, Galicia, La Rioja, Murcia, Navarra y País Vasco) no tienen presencia oficial en las RR. SS. o solo en cuanto a servicios territoriales.

Entre las comunidades que tienen presencia en las RR. SS., se observan diferencias significativas en el número de seguidores, el tipo de contenido publicado y el nivel de *engagement*. Por ejemplo, la cuenta de X de @saludand es la que posee más seguidores (más de doscientos mil), mientras que la de @SalutIB tiene menos de diez mil. El tipo de contenido publicado varía desde información sobre campañas de prevención y promoción de la salud hasta noticias sobre avances científicos o consejos prácticos. El nivel de *engagement* también resulta muy dispar, desde cuentas que generan una alta interacción con los usuarios, como @salutcat o @GVAsanitat, hasta otras que apenas reciben comentarios o reacciones, como @SaludAsturias o @SaludExtremadur.

En resumen, los sistemas sanitarios autonómicos tienen una presencia desigual y heterogénea en las RR. SS. en España, lo que puede deberse a diversos factores, como la falta de recursos humanos o técnicos, la ausencia de una estrategia definida o la escasa valoración del potencial de estas plataformas para comunicarse con los ciudadanos y mejorar la calidad asistencial.

3. Proveedores de servicios: hospitales públicos y privados y compañías de salud digital

La presencia de los hospitales públicos en las RR. SS. es muy variable y depende de diversos factores, como el tamaño del hospital, el grado de autonomía de gestión, la estrategia de comunicación, el personal dedicado y la demanda de los ciudadanos. Según un estudio realizado por la Fundación Gaspar Casal en 2019, el 82 % de los hospitales públicos españoles tenían algún perfil en las RR. SS., siendo Facebook, X y YouTube las más utilizadas. No obstante, solo el 28 % contaban con una política de comunicación definida y el 18 % con un responsable específico de RR. SS.

Los hospitales públicos españoles son cada vez más conscientes de la importancia de las RR. SS. como herramienta de comunicación e interacción con los ciudadanos. Según un estudio de la Universitat Politècnica de València, el 34 % de los hospitales españoles tienen al menos un perfil oficial en Facebook, X o YouTube, y este porcentaje ha aumentado más del 1000 % desde 2011. Las RR. SS. son el canal por el que los hospitales difunden información de calidad, educan en salud, fomentan la participación y la colaboración y mejoran la reputación y confianza de los usuarios.

Entre los hospitales públicos españoles más activos y destacados en las RR. SS. por sus cuentas propias se encuentran el Hospital Sant Joan de Déu (Barcelona), el Hospital Clínic (Barcelona), el Hospital Universitario Virgen del Rocío (Sevilla), el Hospital Universitario La Fe (Valencia) y el Hospital Universitario Vall d'Hebron (Barcelona). Todos cuentan con miles de seguidores en sus perfiles sociales y ofrecen información actualizada, variada y personalizada sobre sus servicios, actividades, proyectos e iniciativas.

Sin embargo, no todos los hospitales aprovechan al máximo las posibilidades que ofrecen las RR. SS. Algunos factores que influyen en el éxito de la gestión de las RR. SS. son: la definición de una estrategia clara y coherente, el uso adecuado de los recursos humanos y técnicos, la adaptación al lenguaje y las preferencias de los usuarios, la generación de contenidos relevantes y atractivos, la monitorización y el análisis de los resultados y la innovación y la mejora continua.

Así pues, se observa que hay un margen de mejora en la presencia de los hospitales públicos en las RR. SS., lo que requiere mayor planificación, profesionalización y evaluación. Las RR. SS. pueden ser una herramienta muy útil para los hospitales públicos, siempre que se utilicen con criterios de calidad, transparencia y responsabilidad.

Los hospitales privados en España utilizan las RR. SS. como una herramienta de comunicación, marketing y fidelización hacia sus pacientes y sus potenciales clientes. Algunos de los objetivos que persiguen son: dar a conocer sus servicios y especialidades, informar sobre temas de salud y prevención, difundir sus actividades e iniciativas, interactuar con su público y generar confianza y reputación.

Entre los ejemplos de aseguradoras y proveedores privados de servicios de salud que tienen una presencia activa en las RR. SS. se encuentran:

- **Quirónsalud.** Grupo hospitalario más grande de España, con 58 hospitales y 131 centros sanitarios, cuenta con perfiles en Facebook, X, Instagram, YouTube y LinkedIn, donde publica contenidos sobre salud, bienestar, innovación, investigación y responsabilidad social. Además, dispone de un blog corporativo y de una revista digital. Según su página web, tiene más de un millón de seguidores en sus RR. SS.

- **Hospitales Vithas.** Red de siete hospitales privados repartidos por el territorio nacional con presencia en Facebook, X, Instagram, YouTube y LinkedIn, donde comparten información sobre sus servicios médicos, consejos de salud, testimonios de pacientes, noticias y eventos. También cuentan con un blog y una revista digital. Según su página web, tienen más de cien mil seguidores en sus RR. SS.

- **HM Hospitales.** Grupo hospitalario privado con 15 hospitales y 21 centros médicos en España que dispone de perfiles en Facebook, X, Instagram, YouTube y LinkedIn, donde ofrece contenidos sobre salud, prevención, investigación, docencia y solidaridad. Asimismo, tiene un blog y una revista digital. Según su página web, tiene más de ochenta mil seguidores en sus RR. SS.

- **Sanitas.** Combina una aseguradora con la provisión de servicios sanitarios. Dispone de perfiles oficiales en Twitter (@sanitas), Facebook (Sanitas), Instagram (@sanitas), LinkedIn (Sanitas) y YouTube (Sanitas). A través de estos canales, ofrece contenido de calidad sobre salud, bienestar, prevención, innovación y responsabilidad social. Además, interactúa con sus seguidores, responde a sus consultas y les invita a participar en sorteos, concursos y eventos.

- **Atrys.** Compañía española de salud digital que dispone de cuentas oficiales en Twitter (@AtrysHealth), Facebook (Atrys Health), Instagram (@atryshealth), LinkedIn (Atrys Health) y YouTube (Atrys Health). En estas RR. SS. comparte información sobre sus áreas de actividad: diagnóstico, tratamiento, prevención e investigación. Asimismo, difunde noticias sobre sus proyectos, alianzas, resultados y reconocimientos en los ámbitos nacional e internacional.

9
Agencias, organizaciones gubernamentales y universidades públicas y privadas

Las RR. SS. permiten compartir información, conocimientos, experiencias y recursos, así como generar colaboración, participación e innovación a organismos e instituciones basadas en el conocimiento.

En este capítulo se presentan algunos ejemplos de casos exitosos de RR. SS. en salud impulsadas o gestionadas por agencias, organizaciones gubernamentales y universidades públicas y privadas en diferentes países y contextos.

1. Instituto de Salud Carlos III

El Instituto de Salud Carlos III (ISCIII) es una institución pública dedicada a la investigación e innovación en ciencias de la salud y biomedicina que depende del Ministerio de Ciencia, Innovación y Universidades, aunque también está adscrito al Ministerio de Sanidad, Consumo y Bienestar Social. Entre sus actividades utiliza las RR. SS. como un canal de comunicación y difusión de sus proyectos, resultados, convocatorias y eventos. Según su página web, el ISCIII cuenta con perfiles oficiales en X, Facebook, YouTube y LinkedIn, donde publica contenidos de interés para la comunidad científica, sanitaria y ciudadana. Además, participa en varias plataformas de apoyo a la I+D+i en biomedicina y ciencias de la salud, como la Plataforma de Biobancos y Biomodelos, la Plataforma ITEMAS de Innovación en Tecnologías Médicas y Sanitarias y la Plataforma SCReN de Soporte para la Investigación Clínica. Estas plataformas también tienen presencia en las RR. SS., donde comparten información sobre sus actividades, servicios y colaboraciones. Así, el ISCIII aprovecha las RR. SS. para dar visibilidad a su labor científica y tecnológica, así como para fomentar la participación y el intercambio de conocimiento entre los diferentes agentes del sistema de I+D+i en salud.

2. CNIO y CNIC

Son dos centros de investigación biomédica de referencia en España y en el mundo. Ambos tienen una presencia activa en las RR. SS., donde comparten sus avances científicos, sus actividades de divulgación y sus oportunidades de formación y empleo.

El Centro Nacional de Investigaciones Oncológicas (CNIO) se dedica al estudio del cáncer y al desarrollo de nuevas formas de prevenir, diagnosticar y tratar esta enfermedad. Su cuenta de X (@CNIO_Cancer) tiene más de 23 000 seguidores y publica noticias, vídeos, entrevistas y eventos relacionados con el cáncer y la investigación oncológica. También tiene cuentas en LinkedIn, YouTube, Flickr e Instagram, donde muestra el trabajo y la vida de sus investigadores e investigadoras.

El Centro Nacional de Investigaciones Cardiovasculares (CNIC) se centra en el estudio del sistema cardiovascular y sus enfermedades. Su cuenta de X (@CNIC_CARDIO) tiene más de 12 000 seguidores y difunde sus hallazgos científicos, sus proyectos de innovación y sus iniciativas de educación y sensibilización. También tiene cuentas en LinkedIn, YouTube, Flickr y Facebook, donde ofrece una visión más cercana de su laboratorio y su equipo humano.

3. CSIC

Es el mayor organismo público de investigación de España y uno de los más importantes de Europa. Entre sus áreas de trabajo se encuentra la salud, donde desarrolla proyectos de investigación básica y aplicada sobre diversas enfermedades, biomedicina, nutrición, envejecimiento y salud pública.

El Consejo Superior de Investigaciones Científicas (CSIC) utiliza las RR. SS. como un canal de comunicación y divulgación de sus actividades científicas en el ámbito de la salud. A través de sus perfiles en X, Facebook, YouTube e Instagram, difunde noticias, vídeos, pódcast, infografías y otros recursos sobre los avances y resultados de sus investigaciones, así como sobre la labor de sus científicos y científicas. Además, participa en RR. SS. científicas como ResearchGate o Academia.edu, donde comparte sus publicaciones y proyectos con la comunidad académica y profesional.

Las RR. SS. permiten al CSIC acercar la ciencia a la sociedad y generar interés y confianza en la investigación en salud. También facilitan el diálogo y la interacción con otros agentes del sistema científico, como universidades, centros de investigación, empresas, medios de comunicación y organismos públicos. Asimismo, las RR. SS. contribuyen a la detección de necesidades, demandas y tendencias en materia de salud, así como a la evaluación del impacto social de la investigación del CSIC.

4. Fundaciones de investigación sanitaria públicas y privadas

Las públicas utilizan las RR. SS. para comunicarse con su público y compartir información sobre sus investigaciones y avances. Las

RR. SS. les permiten llegar a un público más amplio y fomentar la participación y el compromiso con sus actividades.

Un ejemplo de cómo las Fundaciones de Investigación Sanitaria públicas pueden utilizar las RR. SS. se dio durante la pandemia de la COVID-19. Las agencias internacionales como la OMS, incluyendo la Organización Panamericana de la Salud (OPS), los Ministerios de Salud y las asociaciones y sociedades científicas, han dedicado páginas en sus sitios web y RR. SS. a la COVID-19 con información confiable, respaldada por evidencia científica, y la opinión de expertos de todo el mundo para informar y guiar a profesionales de la salud, educadores, gerentes y tomadores de decisiones sobre las mejores prácticas y los últimos desarrollos en la pandemia en el ámbito de sus acciones.

Las fundaciones de investigación sanitaria privadas utilizan las RR. SS. para comunicarse con sus seguidores y compartir información sobre sus investigaciones y avances. Las RR. SS. les permiten llegar a un público más amplio y fomentar la participación y el compromiso con sus actividades.

Un ejemplo de una fundación que utiliza las RR. SS. es CRIS contra el cáncer. Esta fundación se dedica a fomentar y financiar proyectos de investigación para el tratamiento y la cura de esta enfermedad. A través de sus RR. SS., comparte noticias y novedades sobre su trabajo y el sector de investigación contra el cáncer.

Además, CRIS contra el cáncer ha utilizado las RR. SS. para llevar a cabo campañas de recaudación de fondos. Por ejemplo, ha transformado 21 Buttons (https://www.21buttons.com/), una de las RR. SS. de moda más utilizadas en España, en una herramienta para recaudar fondos para la investigación de cáncer que CRIS contra el cáncer lleva a cabo en centros y hospitales públicos de todo el país.

Las RR. SS. también ofrecen a las fundaciones, tanto públicas como privadas, la oportunidad de interactuar con su público y recibir comentarios y sugerencias. Esto les posibilita mejorar sus servicios y adaptarse mejor a las necesidades de su audiencia.

5. Universidades y facultades de Ciencias de la Salud

En España existen 53 grados de Medicina entre universidades públicas y privadas, además de otros relacionados con las ciencias de la salud, como enfermería, fisioterapia, farmacia y odontología. Algunas de estas facultades tienen cuentas en las RR. SS., como X, Facebook o Instagram, con el objetivo de difundir sus actividades académicas, científicas y culturales, así como de interactuar con sus estudiantes y profesores y su personal administrativo. También pueden servir como canales de comunicación e información sobre temas de interés para la comunidad universitaria y la sociedad en general.

No existe un listado oficial de todas las facultades de medicina o de ciencias de la salud que tienen cuentas en las RR. SS., pero se puede hacer una búsqueda en cada plataforma utilizando el nombre de la facultad o el de la universidad a la que pertenece. Por ejemplo, en X se puede encontrar la cuenta de la Facultad de Medicina y Ciencias de la Salud de la Universidad de Barcelona (@medicinaUB), que tiene más de seis mil seguidores y publica regularmente noticias, eventos, convocatorias y otros contenidos relacionados con su actividad.

El funcionamiento de las cuentas en las RR. SS. depende de cada facultad y de la plataforma que use. En general, se trata de espacios abiertos al público donde se puede consultar la información que se comparte, así como comentarla o compartirla con otros usuarios. Algunas facultades también permiten enviar mensajes privados o solicitar información específica a través de las RR. SS. En cualquier caso, se recomienda seguir las normas de uso y etiqueta establecidas por cada facultad y por cada red social, así como respetar a los demás usuarios y evitar contenidos ofensivos o inapropiados.

10
La industria farmacéutica y de tecnología sanitaria en las redes sociales

La industria farmacéutica es uno de los sectores más regulados y complejos del mundo. Su actividad tiene un efecto directo en la salud y el bienestar de millones de personas, por lo que debe cumplir altos estándares de calidad, seguridad y eficacia. Sin embargo, también se enfrenta a grandes desafíos y oportunidades en el ámbito de las RR. SS. digitales, que han transformado la forma de comunicarse e interactuar con los clientes, los profesionales sanitarios y la sociedad en general.

La industria farmacéutica ha encontrado en las redes la posibilidad de conectar con su audiencia de interés, mejorar su reputación corporativa, generar confianza y credibilidad, difundir información científica y educativa, promover la adherencia a los tratamientos, fomentar la innovación y la colaboración y captar y retener talento. En cuanto a los riesgos y desafíos, las compañías encuentran procedimientos estrictos para el cumplimiento de la normativa legal y ética (que puede variar entre países) que obstaculizan el diálogo, la gestión de las crisis y las críticas, la dificultosa medición del retorno de la inversión (ROI) y la adaptación a las constantes novedades y tendencias.

Por ello, la industria farmacéutica debe diseñar e implementar una estrategia de RR. SS. que se alinee con sus objetivos de negocio, su misión y sus valores, que tenga en cuenta las características y necesidades de cada red social y de cada público objetivo, que sea coherente con su identidad corporativa y su tono, que genere contenido de valor y relevante para sus audiencias, que establezca mecanismos de escucha activa y monitorización, que fomente la participación y el *engagement,* que evalúe los resultados y el efecto de sus acciones y que sea flexible y adaptable al entorno cambiante.

Como asociación nacional que representa a la industria farmacéutica innovadora en España, Farmaindustria tiene una actividad en las RR. SS. orientada a ofrecer a la sociedad una visión amplia y cercana de la realidad de este sector, así como de la investigación y el desarrollo de nuevos medicamentos. Según su página web, cuenta con perfiles en X, LinkedIn, YouTube y Facebook, donde comparte información rigurosa y útil sobre temas de actualidad relacionados con la salud, la innovación, la sostenibilidad, la transparencia y la responsabilidad social de la industria farmacéutica.

Algunas de las iniciativas que ha lanzado Farmaindustria en las RR. SS. son:

- **#InnovamosParaTi.** Serie de vídeos en los que profesionales del sector explican qué significa trabajar en el proceso investigador de los medicamentos del futuro, por qué decidieron dedicar sus carreras a este campo o cómo viven cada día su experiencia.

- **#MedicamentosSinBulos.** Campaña para combatir las noticias falsas o engañosas sobre los medicamentos que circulan por Internet y las RR. SS. que pueden poner en riesgo la salud de los ciudadanos.

- **#SomosPacientes.** Plataforma digital que agrupa a más de 1700 asociaciones de pacientes que busca fomentar el diálogo, el intercambio de experiencias y la colaboración entre ellas y con otros agentes del sistema sanitario. Esta organización también utiliza las redes para difundir sus informes, estudios, eventos, cursos y otras actividades que realiza o apoya. Además, interactúa con sus seguidores respondiendo a sus consultas, comentarios o sugerencias.

En cuando a las empresas del sector, no todas aprovechan al máximo las posibilidades que ofrecen estas plataformas digitales. Según un estudio realizado por Ogilvy Health en 2020, las compañías farmacéuticas que mejor calificadas están en las RR. SS. son Boehringer Ingelheim, AbbVie y GlaxoSmithKline, que destacan por la calidad y actividad de sus canales sociales.

Estas empresas utilizan las RR. SS. no solo para difundir información sobre sus productos o actividades, sino también para interactuar con sus audiencias, generar confianza y reputación y fomentar la innovación abierta o el *crowdsourcing*. Algunas de las RR. SS. más empleadas por las farmacéuticas son X, Facebook, LinkedIn y YouTube, aunque también existen otras plataformas específicas para el sector, como Yammer, Microsoft o SharePoint.

En el caso de España, según un informe de la *Revista Española de Comunicación en Salud* de 2017, solo seis laboratorios tenían en aquel momento un perfil en español en las cuatro RR. SS. mencionadas anteriormente y publican con frecuencia: Laboratorios Cinfa, Kern Pharma, Laboratorios Normon, Pharma Mar, Casen Recordati e Industrial Farmacéutica Cantabria (IFC). El resto de las compañías farmacéuticas españolas tenían una presencia limitada o nula en las RR. SS., lo que puede suponer una desventaja competitiva y una oportunidad perdida para conectar con otros actores.

Las empresas de tecnología sanitaria se dedican al desarrollo, la fabricación y la comercialización de productos, equipos y servicios destinados a la prevención, el diagnóstico, el tratamiento y la rehabilitación de enfermedades y a la mejora de la calidad de vida de las personas. Tienen un importante papel en el sistema sanitario y en la economía, ya que contribuyen a la innovación, la competitividad y el empleo.

La Federación Española de Empresas de Tecnología Sanitaria (Fenin) representa más del 80 % de las ventas relacionadas con la tecnología sanitaria en el mercado español. Emplea las RR. SS. para difundir sus actividades, noticias, eventos y recursos relacionados con el sector de la tecnología sanitaria. También las aprovecha para sensibilizar a la sociedad sobre la importancia de la innovación, digitalización, ética y responsabilidad social en el ámbito sanitario. Algunas de las RR. SS. que Fenin usa son X, LinkedIn y YouTube, donde cuenta con más de tres mil seguidores, 1500 contactos y trescientos suscriptores, respectivamente. Fenin también participa en campañas y acciones conjuntas con otras organizaciones e instituciones del sector sanitario.

En España existen varias empresas de tecnología sanitaria con presencia en las RR. SS. como una forma de comunicarse con sus clientes, profesionales sanitarios, pacientes y sociedad en general. Algunas son:

- **Medtronic.** Empresa multinacional líder en tecnología médica que ofrece soluciones para diversas áreas terapéuticas, como cardiología, neurología, diabetes o cirugía. Tiene una cuenta de X (@MedtronicES), una página de Facebook (Medtronic España), un perfil de LinkedIn (Medtronic) y un canal de YouTube (Medtronic España).

- **Johnson & Johnson.** Compañía global que agrupa a más de doscientas cincuenta compañías dedicadas a la salud humana y animal, el cuidado personal y los productos farmacéuticos, tiene una cuenta de X (@JNJSpain), una página de Facebook (Johnson & Johnson España), un perfil de LinkedIn (Johnson & Johnson) y un canal de YouTube (Johnson & Johnson España).

- **Siemens.** Empresa alemana que opera en diversos sectores industriales, entre ellos el de la tecnología sanitaria, ofrece soluciones para el diagnóstico por imagen, la terapia molecular, la audiología o la digitalización sanitaria. Tiene una cuenta de X (@SiemensHealthES), una página de Facebook (Siemens Healthineers España), un perfil de LinkedIn (Siemens Healthineers) y un canal de YouTube (Siemens Healthineers).

- **Toshiba.** Compañía japonesa que tiene una división dedicada a la tecnología sanitaria, especialmente en el ámbito del diagnóstico por imagen, posee una cuenta de X (@Toshiba-MedicalES), una página de Facebook (Toshiba Medical Systems España), un perfil de LinkedIn (Toshiba Medical Systems Europe) y un canal de YouTube (Toshiba Medical Systems Europe).

- **Philips.** Empresa holandesa que ofrece productos y servicios para la salud personal y profesional, como dispositivos médicos, sistemas de monitorización, soluciones digitales o cuidado dental, tiene una cuenta de X (@PhilipsSpain), una página de Facebook (Philips España), un perfil de LinkedIn (Philips) y un canal de YouTube (Philips Healthcare).

Estas son solo algunas de las empresas de tecnología sanitaria que tienen RR. SS. en España, pero hay muchas más que también utilizan estos medios para difundir sus novedades, compartir sus experiencias, interactuar con sus seguidores y mostrar el compromiso de la organización con la salud y el bienestar.

En cualquier caso, hay que ser conscientes de que las compañías farmacéuticas y de tecnología sanitaria operan en los dos sectores más expuestos a las crisis de reputación en las RR. SS. debido a la sensibilidad de su actividad y a la alta exigencia de sus clientes y de otros actores del sistema. Por eso, es fundamental que cuenten con un plan de gestión de crisis que les permita prevenir, detectar y responder adecuadamente a cualquier situación que pueda afectar a su imagen y credibilidad.

Un plan de gestión de crisis en las RR. SS. debe incluir los siguientes elementos:

- **Equipo de crisis multidisciplinar.** Está formado por profesionales de diferentes áreas (comunicación, legal, médica, etc.) que se encargan de analizar la situación, tomar decisiones y coordinar las acciones que se deben seguir.

- **Protocolo de actuación.** Define los roles y responsabilidades de cada miembro del equipo, los canales y herramientas de comunicación interna y externa, los criterios para clasificar el nivel de gravedad de la crisis y los mensajes clave que se han de transmitir en cada caso.

- **Sistema de monitorización y escucha activa.** Permite identificar las fuentes, los actores, los temas y el tono de las conversaciones sobre la compañía farmacéutica en las RR. SS., así como medir el efecto y la evolución de la crisis.

- **Manual de buenas prácticas.** Establece las normas y recomendaciones para gestionar las RR. SS. de la compañía farmacéutica, tanto en situaciones normales como en momentos de crisis, teniendo en cuenta aspectos como la transparencia, rapidez, empatía, coherencia y veracidad.

La gestión de una crisis de reputación en las RR. SS. requiere una actuación rápida, eficaz y profesional que demuestre el compromiso de la compañía farmacéutica con sus clientes, empleados y socios y con la sociedad en general. Así, se podrá minimizar el daño causado, recuperar la confianza perdida y fortalecer la reputación corporativa.

11
Innovación en las redes sociales en salud

La interacción entre los usuarios, los profesionales sanitarios, las organizaciones e instituciones y los contenidos generados y compartidos en estas plataformas digitales tiene un gran potencial para mejorar la prevención, el diagnóstico, el tratamiento y el seguimiento de las enfermedades, así como para promover hábitos saludables, la educación sanitaria y la participación ciudadana.

En este capítulo se presentan una visión general de la innovación en las RR. SS. aplicadas a la salud y ejemplos de proyectos e iniciativas novedosas que están aprovechando el poder de estas herramientas para mejorar la salud individual y colectiva.

1. Nuevos servicios y funcionalidades

Lejos de estancarse, estas plataformas siguen evolucionando e incorporando nuevos servicios y funcionalidades que buscan satisfacer las necesidades y expectativas de sus usuarios. Algunas de las innovaciones que están por llegar a las RR. SS. digitales en el área de la salud son:

- **Ludificación.** Se refiere al uso de elementos lúdicos y motivacionales para fomentar el aprendizaje, la participación y el cambio de comportamiento. Puede aplicarse a las RR. SS. digitales para promover hábitos saludables, prevenir enfermedades, educar sobre temas de salud o incentivar la adherencia a los tratamientos. Por ejemplo, se pueden crear juegos o retos que recompensen a los usuarios por cumplir sus objetivos de salud o que les permitan compartir sus logros con sus contactos.

- **IA.** Se basa en el uso de algoritmos y sistemas informáticos capaces de procesar grandes cantidades de datos y realizar tareas complejas. Puede mejorar las RR. SS. digitales en el área de la salud al ofrecer servicios personalizados, predictivos y preventivos. Aquí, por ejemplo, tienen un papel importante los chatbots.

Los chatbots con IA generativa son programas informáticos que pueden mantener conversaciones con los usuarios a través de texto o voz utilizando el procesamiento del lenguaje natural y el aprendizaje automático. Pueden tener diversas aplicaciones en el ámbito de la salud, como ofrecer información médica, orientar sobre síntomas, facilitar el diagnóstico, personalizar las terapias o prevenir el suicidio.

Estas aplicaciones ya pueden convertirse en realidad con la aparición de modelos de IA abierta, como GPT-4, modelo de lenguaje generativo de última generación desarrollado por OpenAI que puede producir textos coherentes y fluidos basándose en una entrada dada. GPT-4 utiliza una arquitectura de redes neuronales llamada *transformer* que le permite aprender de grandes cantidades de datos textuales y generar respuestas adaptadas al contexto.

Una posible aplicación de GPT-4 es la creación de chatbots en el área de salud para su utilización dentro de RR. SS. Estos son programas informáticos que pueden simular conversaciones con los usuarios mediante el uso de lenguaje natural y ofrecen potenciales beneficios en el sector salud, como:

- Proporcionar información y consejos sobre temas de salud, prevención y cuidados.

- Facilitar el acceso a servicios médicos (programación de citas, solicitud de recetas, consulta de resultados, etc.).

- Ofrecer apoyo emocional y psicológico a los pacientes, especialmente en situaciones de estrés, ansiedad o depresión.

- Educar y concienciar a la población sobre hábitos saludables y enfermedades crónicas.

- Recoger datos e información sobre el estado de salud y las necesidades de los usuarios.

La combinación de GPT-4 y RR. SS. podría crear chatbots más avanzados y eficaces en el área de salud, ya que:

- Aprovecharían la gran cantidad de datos e información disponibles en las RR. SS. para generar respuestas más precisas y personalizadas.

- Se adaptarían al tono, al estilo y a las preferencias de comunicación de los usuarios según la red social que usen.

- Se integrarían fácilmente en las aplicaciones y plataformas que los usuarios ya emplean habitualmente, lo que aumentaría su accesibilidad y comodidad.

- Generarían confianza y empatía con los usuarios al utilizar un lenguaje más natural y humano.

2. Fuentes de datos sanitarios e inteligencia artificial

El *big data* sanitario se nutre de las RR. SS. por su capacidad para generar masivas cantidades de datos no estructurados. Si se combina con la información estructurada de los pacientes, las enfermedades y el funcionamiento de los centros sanitarios que se acumula en el sistema para su análisis, sería de gran utilidad para ayudar a la toma de decisiones más personalizadas por parte de los profesionales, los gestores y, fundamentalmente, los pacientes.

Un estudio realizado por AMN Healthcare estimó que aproximadamente un tercio de los profesionales de la salud usan RR. SS. específicas que les permiten comunicarse entre ellos con el objetivo de compartir información sobre posibles diagnósticos. Un ejemplo de este tipo de RR. SS. es Doximity, que tiene más de doscientos cincuenta mil miembros en Estados Unidos, lo que representa aproximadamente el 40 % de los médicos de ese país.

El análisis del *big data* obtenido a través del uso de las RR. SS. por parte de los profesionales sanitarios puede proporcionar información valiosa para mejorar la atención médica y optimizar la gestión clínica. Por ejemplo, puede ayudar a predecir cómo utilizar los recursos sanitarios de forma más eficiente y a desarrollar protocolos médicos adecuados según el conocimiento obtenido.

Garantizar la privacidad de los pacientes en el análisis del *big data* sanitario es un tema importante y delicado. Se pueden tomar varias medidas para proteger la privacidad de los pacientes:

- **Anonimización de datos.** Antes de utilizar los datos para el análisis, se han de eliminar o modificar todos los datos personales identificables para garantizar que no se pueda identificar a ningún paciente individual.

- **Seguridad de los datos.** Los datos tienen que almacenarse y transmitirse de manera segura para evitar el acceso no autorizado. Esto puede incluir el uso de cifrado y medidas de seguridad física y electrónica.

- **Consentimiento informado.** Los pacientes deben ser informados sobre cómo se utilizarán sus datos y dar su consentimiento antes de que se usen para el análisis.

- **Cumplimiento de las regulaciones.** Las organizaciones que manejan datos sanitarios han de cumplir las regulaciones y leyes aplicables, como el Reglamento General de Protección de Datos (RGPD) en la Unión Europea.

- **Auditorías y supervisión.** Las organizaciones que manejan datos sanitarios tienen que someterse a auditorías y supervisión regular para garantizar que cumplen las regulaciones y protegen adecuadamente la privacidad de los pacientes.

Es importante que las organizaciones que trabajan con datos sanitarios consideren seriamente la privacidad de los pacientes y tomen medidas adecuadas para protegerla.

Los datos de las RR. SS. pueden emplearse para mejorar las herramientas de IA en el entorno de la salud de varias maneras. Algunos ejemplos incluyen:

- **Entrenamiento de modelos de IA.** Para mejorar su precisión y capacidad de predicción; por ejemplo, los datos de las RR. SS. pueden utilizarse para entrenar modelos de IA para predecir brotes de enfermedades o comportamientos relacionados con la salud.

- **Mejora de la comprensión del lenguaje natural.** Para mejorar la capacidad de las herramientas de IA para comprender el lenguaje natural, lo que puede ayudar a las herramientas de IA a comprender mejor las publicaciones en las RR. SS. y a extraer información útil.

- **Desarrollo de nuevas herramientas de IA.** Para desarrollar nuevas herramientas de IA para el entorno de la salud; por ejemplo, para monitorizar brotes de enfermedades o analizar el sentimiento hacia temas relacionados con la salud.

Los modelos de lenguaje generativo como GPT-4 y ChatGPT se pueden beneficiar enormemente del uso de la información de las RR. SS. con:

- **El entrenamiento de modelos.** Para entrenar modelos para generar respuestas más naturales y conversacionales en un chatbot.

- **La mejora de la comprensión del lenguaje natural.** Para mejorar la capacidad de los modelos de lenguaje generativo para comprender el lenguaje natural, lo que puede ayudar a los modelos a generar texto más coherente y relevante.

- **La adaptación a diferentes contextos.** Para entrenar modelos para generar texto en distintos dialectos, lenguas o estilos de escritura.

12
Seguridad y ética en el uso responsable de las redes sociales

En este capítulo se abordan los principales aspectos relacionados con la seguridad y la ética en el uso de las RR. SS. por y para sanitarios, como la protección de datos personales, el respeto a la confidencialidad y el secreto profesional, la veracidad y calidad de la información, el cumplimiento de la normativa legal vigente, el cuidado de la reputación digital y el fomento de una cultura de respeto y colaboración entre los usuarios. El objetivo es ofrecer unas pautas y recomendaciones para que los profesionales sanitarios puedan aprovechar al máximo las ventajas de las RR. SS. sin comprometer su integridad profesional ni la de sus pacientes.

1. Confidencialidad y privacidad en las redes sociales

La confidencialidad es un deber ético y legal que implica respetar y proteger la información personal relativa a la salud de un individuo, que se considera dato sensible y requiere una especial protección. La privacidad es un derecho fundamental que implica el control sobre el acceso y el uso de la información personal por parte de terceros.

El empleo de las RR. SS. en el entorno sanitario puede vulnerar la confidencialidad y la privacidad de los pacientes si se publican datos identificativos o imágenes sin su consentimiento informado, se comparten casos clínicos sin anonimizarlos adecuadamente, se difunden rumores o comentarios inapropiados sobre los pacientes o se establecen relaciones impropias con ellos a través de estos medios.

También puede afectar a la privacidad de los profesionales sanitarios si se publican datos personales o imágenes que puedan dañar su reputación profesional o personal, se expresan opiniones que puedan generar controversia o conflicto con sus colegas o con sus pacientes, se incumplen las normas éticas o deontológicas de su profesión o se exponen aspectos íntimos de su vida privada. Para evitar estos riesgos y garantizar el respeto a la confidencialidad y la privacidad en las RR. SS., es necesario que los profesionales sanitarios sigan unas recomendaciones:

- Solicitar el consentimiento informado de los pacientes antes de publicar cualquier dato o imagen que pueda identificarlos o afectar a su intimidad.

- Anonimizar correctamente los casos clínicos que se compartan con fines educativos o científicos, eliminando cualquier dato que pueda revelar la identidad del paciente.

- Proteger el acceso a las RR. SS. mediante contraseñas seguras y configurar adecuadamente la privacidad de las cuentas o páginas.

- Revisar periódicamente el contenido publicado y eliminar el que pueda ser perjudicial para la confidencialidad o la privacidad de los pacientes o de los profesionales.

A veces, incluso cuando no se tiene intención de compartir información personal de un paciente, es posible que se ofrezcan datos que lleguen a su identificación.

Un ejemplo de cómo un profesional puede dar información en las RR. SS. que identifique a un paciente sin querer es el siguiente: supón que un médico publica en su cuenta de X que ha atendido un caso muy grave de la COVID-19 en el hospital donde trabaja. En la misma publicación, menciona el nombre del hospital, la ciudad y la hora aproximada del ingreso. Aunque no revele el nombre del paciente ni otros datos personales, esta información podría ser suficiente para que alguien que conozca al paciente o tenga acceso a otras fuentes de información lo identifique. Por ejemplo, si el paciente es una persona pública o tiene familiares o amigos que siguen al médico en X. Esto podría suponer una vulneración del derecho a la intimidad y a la protección de datos del paciente, así como una falta de ética profesional por parte del médico.

Otro ejemplo: imagina que una enfermera comparte en su cuenta de Instagram una foto de una herida que ha curado a un paciente. En la foto se ve parte del cuerpo del paciente, pero no su cara ni ninguna otra característica distintiva. Sin embargo, la enfermera añade un comentario en el que dice que se trata de un paciente muy especial para ella, que ha sufrido un accidente de tráfico y que le desea una pronta recuperación. Aunque la enfermera tenga buenas intenciones y quiera mostrar su apoyo al paciente, esta publicación podría considerarse una revelación de información confidencial. Por ejemplo, si el paciente no quiere que se sepa que ha tenido un accidente o si hay personas interesadas en su estado de salud por motivos legales o personales, ya que la información proporcionada de manera implícita (localidad, hospital, día, hora, etc.) pueden servir para identificar a la persona herida. Esto podría suponer infringir el deber de secreto y la confianza depositada en la enfermera por parte del paciente.

2. Comportamiento y ética profesional en la comunicación en las redes sociales: relaciones entre profesionales y con pacientes

Otro aspecto relevante es el mantenimiento de una actitud profesional y responsable en las RR. SS., evitando caer en conductas inapropiadas, ofensivas, discriminatorias o que puedan dañar la reputación o el prestigio de la profesión o de otros colegas. Los profesionales de la salud deben ser conscientes de que sus opiniones y comentarios en las RR. SS. pueden tener un efecto en la opinión pública y en la confianza de los pacientes, por lo que han de expresarse con rigor, veracidad, honestidad y respeto.

Finalmente, los profesionales de la salud tienen que utilizar las RR. SS. como un medio complementario y no sustitutivo de la comunicación presencial o directa con los pacientes y con otros profesionales. Las RR. SS. pueden facilitar el intercambio de información y el apoyo mutuo, pero no reemplazar el contacto personal y la relación terapéutica que se establece entre el profesional y el paciente. Además, los profesionales deben estar al tanto de las normas y regulaciones que rigen el uso de las redes en su ámbito de trabajo y cumplirlas adecuadamente.

Entre los aspectos que aborda el código deontológico del Consejo General de Colegios Oficiales de Médicos se encuentra el comportamiento de los profesionales en las RR. SS. En el capítulo XXVII, dedicado a la comunicación médica, se establecen las siguientes normas:

- Respetar el derecho a la información de los ciudadanos y contribuir a su educación sanitaria mediante una comunicación veraz, rigurosa, comprensible y adecuada a las circunstancias.

- Evitar difundir o apoyar informaciones falsas, engañosas o sin base científica que puedan inducir a error o confusión a la población o a otros profesionales.

- Respetar el secreto profesional y la confidencialidad de los datos personales de los pacientes en cualquier medio de comunicación, incluidas las RR. SS. No se deben publicar ni compartir imágenes o datos que puedan identificar o hacer identificable a un paciente sin su consentimiento informado.

- Mantener una conducta ética y profesional en las RR. SS., evitando expresiones o actitudes que puedan dañar su imagen o la de la profesión médica. Hay que respetar la dignidad, intimidad y libertad de las personas con las que se relaciona en estos medios.

- Ser consciente de las limitaciones y los riesgos de las RR. SS. para el ejercicio de la medicina. No se han de utilizar para establecer una relación clínica con los pacientes ni para ofrecer diagnósticos o tratamientos sin una evaluación previa y personalizada. Tampoco se deben emplear para promocionar productos o servicios sanitarios de forma indebida o interesada.

3. Responsabilidad legal en el uso de las redes sociales

Las RR. SS. pueden acarrear responsabilidad legal si se utilizan de forma inadecuada o irresponsable. El uso incorrecto de las RR. SS. puede generar responsabilidad legal en varios ámbitos, como el penal, el civil, el administrativo o el deontológico. Algunos ejemplos de conductas que pueden ser sancionadas son:

- Revelar datos personales o clínicos de los pacientes sin su consentimiento, vulnerando su derecho a la intimidad y al secreto profesional.

- Emitir opiniones falsas, injuriosas o calumniosas sobre otros profesionales o instituciones sanitarias, atentando contra su honor o reputación.

- Difundir publicidad engañosa o ilícita sobre productos o servicios sanitarios, induciendo al error o al consumo indebido.

- Prescribir o recomendar tratamientos o medicamentos sin una base científica o una relación médico-paciente previa, poniendo en peligro la salud pública.

- Incumplir las normas éticas o deontológicas que rigen la profesión sanitaria, como el respeto, la veracidad, la prudencia o la independencia.

Estas conductas pueden acarrear consecuencias legales graves, como multas, indemnizaciones, inhabilitaciones o incluso penas de prisión. Por ello, es importante que los profesionales sanitarios sean conscientes de sus derechos y deberes al usar las RR. SS. y que sigan unas pautas de buenas prácticas que garanticen su uso responsable y profesional.

4. Gestión de crisis

Cualquier usuario corre el riesgo de enfrentarse a diferentes tipos de crisis en las RR. SS. que pueden afectar a su reputación, credibilidad y confianza. Esto puede resultar particularmente grave en el caso de agentes relacionados con la salud y la sanidad. Algunas de estas crisis son:

- **Crisis de opinión.** Se produce cuando un usuario expresa una opinión, personal o profesional, que genera controversia, rechazo o críticas por parte de otros usuarios o colectivos. Por ejemplo, si el profesional sanitario defiende una postura sobre un tema sanitario polémico, como la vacunación, el aborto o la eutanasia.

- **Crisis de información.** Se da cuando un usuario difunde información falsa, errónea o desactualizada sobre algún aspecto sanitario, sea por desconocimiento, negligencia o mala intención. Por ejemplo, si el profesional sanitario comparte una noticia falsa sobre un tratamiento milagroso, una cura para una enfermedad o un riesgo sanitario inexistente.

- **Crisis de actuación.** Ocurre cuando un usuario realiza una acción inadecuada, ilegal o poco ética en el ámbito sanitario que puede afectar a la salud o a los derechos de los pacientes o de otros profesionales. Por ejemplo, si el profesional sanitario infringe la confidencialidad de los datos de los pacientes, comete un error médico grave o tiene una conducta discriminatoria o abusiva.

Estos tipos de crisis pueden tener consecuencias negativas en el caso de un profesional sanitario, como la pérdida de prestigio, la disminución de la confianza de los pacientes y otros profesionales, la exposición a demandas legales o sanciones administrativas o incluso la inhabilitación profesional. Pero también puede ocurrir con cuentas corporativas, normalmente gestionadas por un *community manager*.

Aunque es imposible estar siempre fuera de peligro, para prevenir y gestionar estas crisis el profesional sanitario debe seguir unas pautas básicas en las RR. SS., como:

- Ser honesto, transparente y respetuoso con la información y las opiniones que comparte.

- Verificar la veracidad y la calidad de las fuentes de información que utiliza y cita.

- Respetar la privacidad y los derechos de los pacientes y de otros profesionales.

- Seguir las normas éticas y legales que regulan su actividad profesional.

- Reconocer y rectificar sus errores cuando se produzcan.

- Dialogar y escuchar a sus interlocutores con actitud constructiva y empática.

Para manejar una situación de crisis como esta, es importante seguir algunas recomendaciones:

- No entrar en confrontación con los agresores ni responder a sus provocaciones.

- Bloquear o reportar a los usuarios que incumplan las normas de convivencia o difundan información falsa o injuriosa.

- Preservar la privacidad y la seguridad personal y profesional, evitando compartir datos sensibles o imágenes comprometedoras.

- Solicitar el apoyo y la colaboración de otros profesionales sanitarios, instituciones, sociedades científicas, medios de comunicación y asociaciones de pacientes para difundir mensajes positivos y veraces sobre la salud y la vacunación.

- Mantener una actitud profesional, ética y responsable en las RR. SS., siguiendo los principios de veracidad, rigor, transparencia y respeto.

Guía de participación en las redes sociales para profesionales sanitarios

No basta con tener una cuenta en X o LinkedIn y publicar de vez en cuando. Para aprovechar al máximo el potencial de las RR. SS., es necesario seguir una estrategia basada en unos objetivos claros y un público objetivo definido. Esto implica crear una marca personal que refleje nuestro valor diferencial y la imagen que queremos proyectar.

Como hemos expuesto repetidamente a lo largo de este libro, las RR. SS. son una herramienta cada vez más utilizada por los profesionales sanitarios para comunicarse con sus colegas, pacientes y el público en general. Sin embargo, el uso de estas plataformas implica también riesgos y responsabilidades que conviene conocer y gestionar adecuadamente.

Por ello, en esta guía, basada en las recomendaciones publicadas por Chan *et al.,* se ofrecen algunos consejos prácticos para que los profesionales sanitarios puedan obtener los máximos beneficios de su participación en las RR. SS. siguiendo seis pasos.

Paso 1. Determina tus objetivos y tu público objetivo para tu presencia en las redes sociales (marca personal)

Antes de crear un perfil o una página en una red social, es conveniente que te plantees qué quieres conseguir con ello y a quién quieres dirigirte. ¿Quieres informar sobre tu actividad profesional, compartir conocimientos con otros expertos, educar a la población sobre temas de salud, promocionar tus servicios o simplemente expresar tu opinión? ¿Deseas llegar a un público amplio y diverso o a un segmento específico de pacientes, colegas o interesados? Estas preguntas te ayudarán a definir tu marca personal, es decir, la imagen que quieres proyectar y el valor que deseas aportar a través de las RR. SS.

Paso 2. Conéctate a Internet

Una vez que tengas claro tu propósito y cuál es tu audiencia, el siguiente paso consiste en elegir la red social o las RR. SS. más adecuadas para ello. No tienes que estar presente en todas las plataformas, sino en las que te permitan alcanzar tus objetivos y comunicarte con tu público de forma efectiva. Algunas de las RR. SS. más populares entre los profesionales sanitarios son X, Facebook, LinkedIn, Instagram y YouTube, pero también existen otras más especializadas, como ResearchGate, Sermo o Doximity. Cada una tiene sus ventajas e inconvenientes, así como sus propias normas y condiciones de uso que has de respetar. Además, debes tener en cuenta la protección de tus datos personales y de los de tus pacientes, así como el cumplimiento de la normativa de protección de datos y la garantía de los derechos digitales.

Paso 3. Ve, participa, interactúa y eventualmente crea contenido

Una vez que hayas creado tu perfil o página en la red social elegida, es el momento de empezar a participar activamente. Lo primero que debes hacer es seguir a otros usuarios relevantes para tu ámbito profesional, como colegas, instituciones sanitarias, sociedades científicas, medios de comunicación o *influencers*. Así podrás estar al día de las últimas novedades, las tendencias y los debates sobre temas de salud. También puedes interactuar con ellos mediante comentarios, *likes, repost* o mensajes directos. De esta forma podrás establecer relaciones profesionales, generar confianza y visibilidad y ampliar tu red de contactos.

Además de consumir y compartir contenido ajeno, también puedes crear tu propio contenido original y de calidad. Puedes publicar artículos, vídeos, infografías, pódcast o cualquier otro formato que te permita transmitir tu mensaje y aportar valor a tu audiencia. Eso sí, debes tener cuidado con lo que publicas y cómo lo haces. Recuerda que estás representando tu marca personal y que has de ser coherente con tus objetivos y con tu público objetivo. También tienes que respetar la veracidad, el rigor y la ética profesional en tus publicaciones, así como evitar divulgar información confidencial o sensible sobre tus pacientes o su centro sanitario. Por último, debes estar preparado para recibir retroalimentación positiva o negativa sobre tu contenido y responder adecuadamente a las dudas, consultas o críticas que puedas recibir.

Paso 4. Amplía a otras plataformas

Una vez que hayas establecido tu presencia en una red social principal, como X o LinkedIn, puedes considerar ampliar a otras plataformas que te interesen o que sean relevantes para tu público objetivo. Por ejemplo, si quieres compartir imágenes o vídeos de tu trabajo o de tu especialidad, puedes usar Instagram o YouTube; si deseas crear un blog o un pódcast para profundizar en temas de tu interés, puedes usar WordPress o Anchor, o si quieres participar en debates o eventos en línea con otros profesionales, puedes usar Clubhouse o Zoom. Lo importante es que elijas las plataformas que te resulten cómodas y que te permitan ofrecer valor a tu audiencia.

Paso 5. Anticipa problemas y reacciones

Participar en las RR. SS. implica exponerse a la opinión pública y a posibles críticas o controversias. Por eso, es importante que anticipes los problemas y reacciones que puedas encontrar y que tengas un plan de acción para gestionarlos. Algunos consejos para evitar o minimizar los problemas son:

• Respeta las normas éticas y legales de tu profesión y de las RR. SS. que uses. No compartas información confidencial o sensible de tus pacientes o de tu organización. No hagas afirmaciones falsas o engañosas. No infrinjas los derechos de autor o de imagen de otros.

• Ten transparencia y honestidad sobre tu identidad, tus credenciales y tus intereses. No pretendas ser quien no eres ni ocultes información relevante sobre ti o sobre tus fuentes. Reconoce tus errores y corrígelos cuando sea necesario.

• Respeta y ten educación con tu audiencia y con otros profesionales. No insultes ni ataques a nadie por sus opiniones o creencias. No entres en discusiones estériles o agresivas. Escucha y aprende de otros puntos de vista.

• Ten prudencia y moderación con la frecuencia y el tono de tus publicaciones. No satures a tu audiencia con demasiados mensajes o con mensajes irrelevantes o repetitivos. No uses un lenguaje demasiado informal o coloquial que pueda restar credibilidad a tu mensaje. No uses las RR. SS. como un medio para desahogarte o para ventilar tus problemas personales o profesionales.

Paso 6. Mide el efecto y corrige el plan

Para medir el efecto en las RR. SS. de forma efectiva, debes definir previamente los objetivos que quieres alcanzar con tu presencia en estos medios, así como las estrategias y acciones que implementarás para lograrlos. Además, has de seleccionar las métricas más adecuadas para cada objetivo y plataforma y establecer unos criterios de evaluación y comparación que te permitan identificar las fortalezas y debilidades de la actividad realizada.

Así, podrás obtener información relevante sobre el efecto de tu acción en las RR. SS. y utilizarla para mejorar tu desempeño como parte de un modelo de mejora continua. De esta forma, podrás optimizar tus recursos, adaptarte a las necesidades y expectativas de tu público objetivo y ofrecer una atención sanitaria de calidad y centrada en el paciente.

Puedes utilizar diferentes indicadores o métricas que analizan el rendimiento de las acciones realizadas en cada plataforma. Se pueden agrupar en cuatro categorías:

- **Alcance.** Se refiere al número de personas que han visto o accedido a los contenidos que has publicado. Algunas métricas de alcance son: impresiones, visitas, seguidores o suscriptores.

- *Engagement.* Hace referencia al grado de interacción o participación de la audiencia con los contenidos que has publicado. Algunas métricas de *engagement* son: *likes,* comentarios, compartidos, menciones o reacciones.

- **Reputación.** Es la percepción o valoración que tiene la audiencia sobre ti como profesional sanitario. Algunas métricas de reputación son: sentimiento, opinión, recomendación o influencia.

- **Conversión.** Se trata del logro de los objetivos previamente definidos por ti. Algunas métricas de conversión son: sentimiento y fidelización.

Siguiendo estos pasos se puede crear una presencia profesional en las RR. SS. que te ayude a alcanzar los objetivos y a mejorar tu imagen como profesional sanitario.

Conclusiones y recomendaciones

Síntesis de los principales mensajes del libro:

En este libro se analiza el efecto de las nuevas TIC en el ámbito de la salud pública y la gestión sanitaria. Se abordan temas como la participación de pacientes, la educación para la salud, la vigilancia epidemiológica, la innovación y la calidad asistencial desde una perspectiva multidisciplinar.

A continuación se enumeran las principales conclusiones sobre las RR. SS. utilizadas en el ámbito de la salud y la asistencia sanitaria:

- Son una herramienta potente para promover la salud y prevenir enfermedades, así como para facilitar el acceso a la información y a los servicios sanitarios, especialmente en poblaciones vulnerables o con necesidades especiales.

- Suponen un desafío para los profesionales y las organizaciones sanitarias, que deben adaptarse a las nuevas formas de comunicación y relación con los usuarios, así como a las nuevas demandas y expectativas de calidad y transparencia.

- Pueden contribuir a mejorar la gestión sanitaria al favorecer la coordinación, la colaboración, el aprendizaje y la innovación entre los diferentes agentes del sistema de salud, tanto a nivel local como global.

- Requieren una regulación ética y legal adecuada que garantice el respeto a los derechos de los usuarios, la protección de los datos personales y la confidencialidad de la información sanitaria, así como el control de la veracidad y la calidad de los contenidos.

- Son un campo de estudio emergente y dinámico que ofrece múltiples oportunidades para la investigación y la evaluación de sus efectos e implicaciones en el ámbito de la salud y los sistemas sanitarios.

Estas son algunas recomendaciones fundamentales para el uso adecuado de las RR. SS. en el ámbito de la salud:

- Establecer un objetivo claro y definir una estrategia para cada red social en la que se quiera tener presencia. No todas las RR. SS. tienen el mismo público ni formato, por lo que es importante adaptar el mensaje y al tono a cada una.

- Crear y compartir contenido de calidad, veraz y actualizado que aporte valor a los usuarios y respete la confidencialidad y la privacidad de los datos personales y sanitarios. Es conveniente citar las fuentes de información y obligado evitar especulaciones que sean fácilmente transformables en bulos o noticias falsas que puedan generar confusión o desconfianza.

- Interactuar con los usuarios de forma respetuosa, profesional y transparente, respondiendo a sus dudas, comentarios o sugerencias. También es importante escuchar su opinión y retroalimentación, así como moderar los posibles conflictos o las críticas que puedan surgir.

- Seguir las normas éticas y legales que regulan el ejercicio de la profesión sanitaria y el uso de las RR. SS. en el entorno cultural donde se practique. Esto implica respetar el código deontológico, los derechos de autor, la propiedad intelectual y las políticas de cada plataforma.

- Evaluar los resultados y el efecto de las acciones realizadas en las RR. SS. utilizando las herramientas de análisis y medición disponibles. Esto permitirá conocer el alcance, la audiencia y la repercusión de las publicaciones, así como identificar las fortalezas y debilidades de la estrategia y realizar los ajustes necesarios.

Referencias

AHMED N.; QUINN S. C.; HANCOCK G. R.; FREIMUTH V. S. y JAMISON, A. (2018). Social media use and influenza vaccine uptake among White and African American adults. *Vaccine* Nov 26;36(49):7556-7561.

ALARCÓN, A. y GARCÍA, M. (2019). Redes sociales y salud: usos, ventajas y peligros. Clinic Cloud. Recuperado de https://clinic-cloud.com/blog/redes-sociales-y-salud-usos-ventajas-y-peligros/

AMERICAN MEDICAL ASSOCIATION. Opinion 9124 Professionalism in the use of social media. *AMA Code of Medical Ethics*. Disponible en: http://www.ama-assn.org/ama/pub/physician-resources/medical-ethics/code-medical-ethics/opinion9124.page?

AMERICAN NURSING ASSOCIATION. *ANA social media principles*. https://www.nursingworld.org/social/

ARAL, S., y WALKER, D. (2012). Identifying influential and susceptible members of social networks. *Science*;337(6092):337-341.

CABRERA, D.; VARTABEDIAN, B. S.; SPINNER R. J.; JORDAN, B.; AASE, L.A. y TIMIMI, F.K. (2017). More than Likes and Tweets: creating social media portfolios for academic promotion and tenure. *J Grad Med Educ*.;9(4):421-425.

CASTELLS, M. (2009). *Comunicación y poder*. Alianza Editorial.

CASTRO, L. B.; CABRERA, L. F.; REYES, M.; PEDRAZA, M.; LOZADA-MARTÍNEZ, I. D.; FORERO, N. *et al.* (2022). Participation of Latin American surgeons in X using the hashtag #SoMe4Surgery and #SoMe4IQLatAm. *Surg Open Sci.*;9:13-18.

CHAN, T. M.; STUKUS, D.; LEPPINK, J.; DUQUE, L.; BIGHAM, B. L.; MEHTA, N. *et al.* (2018) Social Media and the 21st-Century Scholar: How You Can Harness Social Media to Amplify Your Career. *JACR*;15:142-148.

CHEN, J. Y WANG, Y. (2021). Social Media Use for Health Purposes: Systematic Review. J *Med Internet Res.*;23(5):e17917.

CHOU, W.; HUNT, Y.; BECKJORD, E.; MOSER, R. Y HESSE, B. (2009). Social media use in the United States: implications for health communication. *J Med Internet Res.*;11(4): e48.

CHRISTAKIS, N. A. Y FOWLER, J.H. (2009). *Connected: The surprising power of our social networks and how they shape our lives*. Little, Brown Spark.

CHRISTAKIS, N. A. Y FOWLER, J.H. (2008). The collective dynamics of smoking in a large social network. *NEJM*;358(21):2249-2258.

—, (2017). The spread of obesity in a large social network over 32 years. *NEJM*;357(4):370-379.

CHUNG, J.E. (2016). A smoking cessation campaign on Twitter: understanding the use of Twitter and identifying major players in a health campaign. *J Health Commun.*;21(5):517-526.

CONSEJO GENERAL DE COLEGIOS DE MÉDICOS (2022). *Código de Deontología Médica 2022*. Disponible en: https://www.cgcom.es/sites/main/files/minisite/static/828cd1f8-2109-4fe3-acba-1a778abd89b7/codigo_deontologia/index.html

CÔTÉ, I. M. Y DARLING, E. S. (2018). Scientists on Twitter: Preaching to the choir or singing from the rooftops? *FACETS*;3(1):682-694.

D'SOUZA, F.; SHAH, S.; OKI, O.; SCRIVENS, L.; GUCKIAN, J. (2021). Social media: medical education's double-edged sword. *Future Healthc J.*;8(2): e307-e310.

DUNBAR, R.; ARNABOLDI, V.; CONTI, M. Y PASSARELLA, A. (2015). The structure of online social networks mirrors those in the offline world. *Social Networks*; 43:39-47.

DUNBAR, R. Y SPOORS, M. (1995). Social networks, support cliques, and kinship. *Human Nature*;6(3):273-290.

EASLEY, D. Y KLEINBERG, J. (2010). *Networks, crowds, and markets: Reasoning about a highly connected world.* Cambridge University Press.

ELSON, NC.; LE, DT.; JOHNSON, MD.; REYNA, C.; SHAUGHNESSY, E.A.; GOODMANET, M.D. *et al.* (2021). Characteristics of General Surgery Social Media Influencers on Twitter. *Am Surg.*;87(3):492-498.

FOWLER, J.H. Y CHRISTAKIS, N.A. (2010). Cooperative behavior cascades in human social networks. *Proceedings of the National Academy of Sciences*;107(12):5334-5338.

—, (2008). Dynamic spread of happiness in a large social network: longitudinal analysis over 20 years in the Framingham Heart Study. *BMJ*;337.

GERAGHTY, S.; HARI, R. Y OLIVER, K. (2021). Using social media in contemporary nursing: risks and benefits. *Br J Nurs.*;30(18):1078-1082.

GHALAVAND, H.; PANAHI, S, Y SEDGHI, S. (2020). Opportunities and challenges of social media for health knowledge management: A narrative review. *J Educ Health Promot.*;9:144.

GÓMEZ-LÓPEZ, I. N.; CLARKE, P.; HILL, A.B.; ROMERO, D.M.; GOODSPEED, R.; BERROCAL, V. J. *et al.* (2017). Using social media to identify sources of healthy food in urban neighborhoods. *J Urban Health*;94(3):429-436.

GRANOVETTER, M. S. Y SOONG, R. L. (1983). Threshold models of diffusion and collective behavior. *JAMS*;9(3):165-179.

GRANOVETTER, M. S. (1973). The strength of weak ties. *Am J Sociology*;78(6):1360-1380.

GROSSMAN, R. C.; MACKENZIE, D. G.; KELLER, D. S.; DAMES, N.; GREWAL, P.; MALDONADO, A. *et al.* (2020). #SoMe4Surgery: from inception to impact. *BMJ Innovations*; 6:72-82.

HATCHARD, J. L.; QUARIGUASI FROTA NETO, J.; VASILAKIS, C. Y EVANS-REEVES, K. A. (2019). Tweeting about public health policy: social media response to the UK Government's announcement of a Parliamentary vote on draft standardised packaging regulations. *PLoS One*;14(2): e0211758.

KANAI, R.; BVAHRAMI, B.; ROYLANCE, R. Y REES, G. (2012). Online social network size is reflected in human brain structure. *Proc R Soc B.*; 279:1327-1334.

KIND, T. PROFESSIONAL GUIDELINES FOR SOCIAL MEDIA USE: A STARTING POINT. *AMA Journal of Ethics*. Disponible en: https://journalofethics.ama-assn.org/article/professional-guidelines-social-media-use-starting-point/2015-05.

LANGENFELD, S. J.; COOK, G.; SUDBECK, C.; LUERS, T. Y SCHENARTS, P. J. (2014). An assessment of unprofessional behavior among surgical residents on Facebook: a warning of the dangers of social media. *J Surg Educ.*;71: e28-e32.

LINDSTRÖM, B.; BELLANDER, M.; SCHULTNER, D. T.; CHANG, A.; TOBLER, P. N.; DAVID, M. *et al.* (2021). A computational reward learning account of social media engagement. *Nat Commun.*;12:1311.

LIU, X.; LIU, X.; SUN, J.; YU, N. X.; SUN, B.; LI, Q. *et al.* (2019). Proactive Suicide Prevention Online (PSPO): machine identification and crisis management for chinese social media users with suicidal thoughts and behaviors. *J Med Internet Res.*;21(5): e11705.

MANTZIARI, S.; PIAZZA, G.; MAYOL J. Y DEMARTINES, N. (2021). Preserving Surgical Professionalism in Social Media; Long Live the Media, But Let Live the Surgeon. *Ann Surg Open.*;2(2): p e058.

MAYOL, J, Y DZIAKOVA, J. (2017). Value of social media in advancing surgical research. *Br J Surg.*; 104:1753-1755.

MAYOL, J. (2023). Social media analytics. *Surgery*;174(3):735-740.

—, (2020). Surgical training and social media: a social perspective. *R Coll Surgeons England.* ;102: S1, 36-38.

MCDONALD, L.; MALCOLM, B.; RAMAGOPALAN, S. Y SYRAD, H. (2019). Real-world data and the patient perspective: the PROmise of social media? *BMC Med.*;17(1):11.

MENDOZA, J. A.; BAKER, K. S.; MORENO, M. A.; WHITLOCK, K.; ABBEY-LAMBERTZ, M.; WAITE, A. *et al.* (2017). A Fitbit and Facebook mHealth intervention for promoting physical activity among adolescent and young adult childhood cancer survivors: a pilot study. *Pediatr Blood Cancer.*;64(12):1.

MESKO, B. (2013). *Social media in clinical practice.* Springer-Verlag.

MHEIDLY, N. Y FARES, J. (2020). Leveraging media and health communication strategies to overcome the COVID-19 infodemic. *J Public Health Policy.*;41(4):410-420.

MORSE G, WATTS D. The science behind the six degrees SSN 0017-8012, Harvard Business Review. 2003; 81:2-3.

NIEMINEN, T.; PRÄTTÄLÄ, R.; MARTELIN, T.; HÄRKÄNEN, T.; HYYPPÄ, M. T.; ALANEN, E. *ET AL.* (2013). Social capital, health behaviours and health: a population-based associational study. *BMC Public Health.*;13:613.

PARK, H.; REBER, B. H. Y CHON, M. (2016). Tweeting as health communication: health organizations' use of Twitter for health promotion and public engagement. *J Health Commun.*;21(2):188-198.

PERSHAD, Y.; HANGGE, P.; ALBADAWI, H. Y OKLU, R. (2018). Social medicine: Twitter in healthcare. *J Clin Med.*;7(6):121.

RAINIE, L. Y WELLMAN, B. (2012). Networked: The New Social Operating System. *The MIT Press.* Disponible en: https://www.jstor.org/stable/j.ctt5vjq62?

ROTHMAN, M.; GNANASKATHY, A. Y WICKS, P. (2015). Papadopoulos EJ. Can we use social media to support content validity of patient-reported outcome instruments in medical product development? *Value Health*;18(1):1-4.

SÁNCHEZ-CORDERO, S.; MORALES-CONDE, S.; SÁNCHEZ SANTOS R.; RUBIO PÉREZ I.; FARRÉ FONT R.; RAMOS RODRÍGUEZ JL.; *et al.* (2022). Resultados y evolución histórica de las redes sociales en el American College of Surgeons Clinical Congress y el Congreso Nacional de Cirugía. Análisis del #ACSCC20 y #CNCirugia2020. *Cir Esp.*; 100:562-568.

SHEN, L.; WANG, S.; CHEN, W.; FU, Q.; EVANS, R.; LAN, F.; *ET AL.* (2019). Understanding the function constitution and influence factors on communication for the wechat official account of top tertiary hospitals in China: cross-sectional study. *J Med Internet Res.*;21(12): e13025.

STEMMER, M.; PARMET, Y Y RAVID, G. (2022). Identifying Patients With Inflammatory Bowel Disease on Twitter and Learning From Their Personal Experience: Retrospective Cohort Study. *J Med Internet Res.*;24(8): e29186.

TENGILIMOGLU, D.; SARP, N.; YAR, CE.; BEKTAŞ, M.; HIDIR, MN. Y KORKMAZ, E. (2007). The consumers' social media use in choosing physicians and hospitals: the case study of the province of Izmir. *Int J Health Plann Manage.*;32(1):19-35.

VENTOLA, C. L. (2014). Social media and health care professionals: benefits, risks, and best practices. *P T.* ;39(7):491-520.

YANG, Q. (2017). Are social networking sites making health behavior change interventions more effective? A meta-analytic review. *J Health Commun.*;22(3):223-233.

ZHANG, H.; WHELDON, C.; DUNN, AG.; TAO, C.; HUO, J.; ZHANG, R.; *et al.* (2020). Mining Twitter to assess the determinants of health behavior toward human papillomavirus vaccination in the United States. *J Am Med Inform Assoc.*;27(2):225-235.

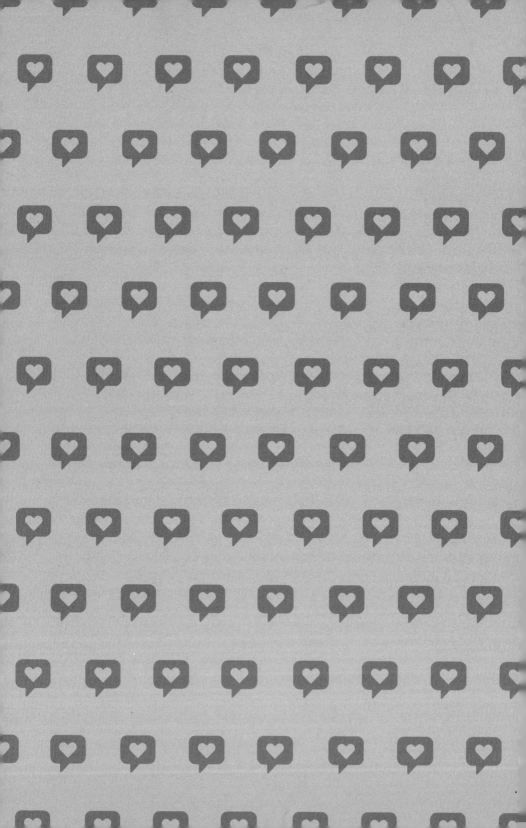